老年人吸入性肺炎的预防

主　编　〔日〕東嶋 美佐子　渡辺 展江
主　审　窦祖林　温红梅
主　译　〔日〕宫本陈敏　宫本明

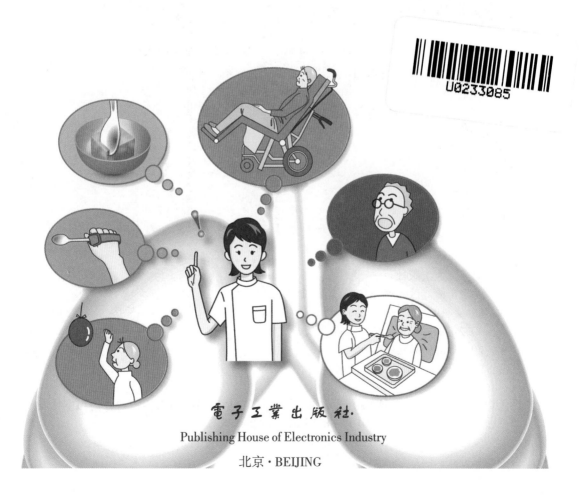

电子工业出版社

Publishing House of Electronics Industry

北京·BEIJING

KYO-KARA DEKIRU KOREISYA NO GOENSEIHAIEN YOBO
(Prevention of aspiration pneumonia in the elderly from today)
By HIGASHIJIMA Misako，WATANABE Nobue
Copyright © 2018 Ishiyaku Publishers, Inc. Tokyo, Japan.
All rights reserved.
First original Japanese edition published by Ishiyaku Publishers, Inc. Tokyo, Japan.
Chinese (in simplified character only) translation rights arranged with Ishiyaku Publishers, Inc. Tokyo, Japan.
through CREEK & RIVER Co., Ltd. and CREEK & RIVER SHANGHAI Co., Ltd.
本书中文简体字版授予电子工业出版社独家出版发行。未经书面许可，不得以任何方式抄袭、复制或节录本书中的任何内容。
版权贸易合同登记号 图字：01-2019-6234

图书在版编目（CIP）数据

老年人吸入性肺炎的预防 /（日）東嶋 美佐子，（日）渡辺 展江主编；（日）宫本陈敏，（日）宫本明主译. — 北京:电子工业出版社，2022.8

ISBN 978-7-121-43995-7

Ⅰ.①老… Ⅱ.①東… ②渡… ③宫… ④宫… Ⅲ.①老年病 – 吸入性肺炎 – 预防（卫生） Ⅳ.①R563.1

中国版本图书馆CIP数据核字（2022）第132323号

责任编辑：王梦华
印　　刷：天津千鹤文化传播有限公司
装　　订：天津千鹤文化传播有限公司
出版发行：电子工业出版社
　　　　　北京市海淀区万寿路173信箱　　邮编：100036
开　　本：889×1194　1/16　　印张：8.5　　字数：160千字
版　　次：2022年8月第1版
印　　次：2022年8月第1次印刷
定　　价：88.00元

凡所购买电子工业出版社图书有缺损问题，请向购买书店调换。若书店售缺，请与本社发行部联系，联系及邮购电话：（010）88254888，88258888。
质量投诉请发邮件至zlts@phei.com.cn，盗版侵权举报请发邮件到dbqq@phei.com.cn。
本书咨询联系方式：QQ 375096420。

老年人吸入性肺炎的预防

主　编　〔日〕東嶋 美佐子　渡辺 展江
主　审　窦祖林　温红梅
主　译　〔日〕宫本陈敏　宫本明
译　者　唐志明
校　对　安德连

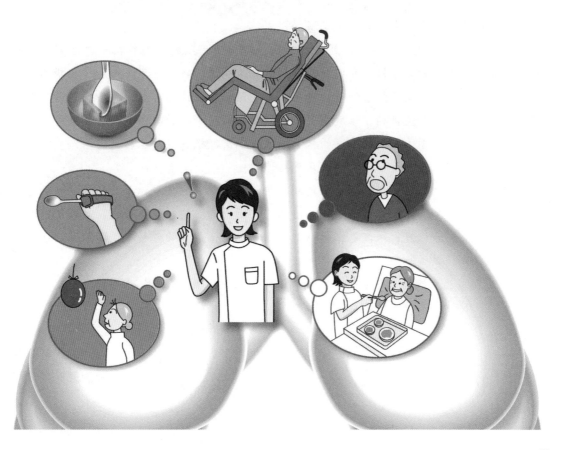

序

关于饮食的目的，相信在过去、现在和未来都不会改变。随着时间的流逝，少子、高龄化已经是我们能够切身感受到的现实了。本书的两位作者，在出版了《摄食、吞咽障碍的作业治疗》（医齿薬出版社 2010 年出版）一书后，在饮食方面又积累了一些临床经验及科研成果。而这 10 年以来，我们深切感受到关于老年人饮食的研究也有着日新月异的变化。

变化之一是预防的观点。迄今为止，对于有饮食障碍者的治疗核心是使他们重新获得饮食的功能。但是现在，早期尽快发现会引发饮食功能障碍的因素并进行处理，即早发现、早治疗的观点已逐渐普及。

变化之二是联合的观点。过去，针对饮食障碍的医疗、保健、福祉等专家分别在各自的领域组成专业小组进行治疗。而如今，各领域专家联合从各自领域的角度分别进行治疗。发生这样变化的原因包括住院天数的限制，老老照护的增加，以及由于照护保险的出台引发希望在家庭疗养的人数增加。

变化之三是机构的多样化。到目前为止，可以使用照护保险的机构包括照护老人保健机构，特别养护老人机构和照护疗养型医疗机构这三种。近年又增加了自费型老人机构（照护型、住宅型、健康型），老年公寓（照护型、商品房型、租借型、租借照护收费型），社区附属型机构（家庭型、小规模多功能型），低收费老人居家型机构（轻照护自立型、照护型）等各种各样的机构以及住宅，可根据老年人的身心状态、照护状态、生活方式以及经济条件等多方面来进行选择。

以上这些变化随着高龄化社会的进展，会变得更加多样化。但是，饮食这一活动，不论年龄和时代如何变化，都是不可或缺的重要活动。在这样一个时代，我有了出版这本书的契机。我与医疗、保健、福祉领域的专家联手，为帮助老年人饮食活动，从作业治疗师的视角提供了一些基本的知识和技术。

希望本书能为各位参与老年人饮食的医疗、保健、福祉人士提供帮助。

最后，感谢各界给予作者此次出版机会。

2018 年 8 月
東嶋美佐子

译者序

我与本书作者东岛美佐子教授同是日本作业治疗学会会员，并且一起参与了东南亚地区老年人吞咽康复支援项目。东岛美佐子教授在日本吞咽障碍康复领域不仅享有盛誉，也是本领域在作业治疗专业方面的领军人物。她的心愿是不仅要把自己的研究成果奉献给日本的老年人，也希望能够对日本以外的老年人给予帮助。因此，我与东岛老师一拍即合，决定首先将此书翻译成中文，奉献给广大华人朋友。

在本书中，东岛美佐子教授以日本超老龄社会的现状为背景，结合了从预防到医疗和保健领域的相互合作，以及各类福利机构的特征，全面阐述了老年人饮食的相关知识。特别是从作业治疗的角度，详细介绍了在摄食支持中所必须具备的医学知识以及康复治疗的技术。随着国内需要被照护老年人口的徒增，从家庭到养老机构，以及各类医疗设施厂商，都对普及老年人安全的摄食吞咽康复知识和技术有着迫切的需求。这本书正好为他们提供了参考。

本书文字通俗易懂，图表丰富，内容实用。同时还引用了大量的实际案例，并进行了详细分析。因此，本书不仅适合各医疗机构的医护康复专业人员参考，也适合在各类养老机构的管理和护理人员，以及老年人家属和老年人自身等一般读者阅读。此外，本书的另一个特点是为了方便读者的查询，在书中介绍了目前在日本的医疗和养老领域中与摄食吞咽相关的产品和服务，并在附录中给予了政策方面的参考。

最后，由衷地感谢电子工业出版社的编辑和日本医齿薬出版株式会社三桥真次先生提供版权，以及百忙中为本书在幕后做了大量工作的加纳惠梅女士和万桂芳女士，使本书的译稿完成于樱花盛开之春。希望本书能够为服务或关心摄食吞咽功能下降的老年人和患者的所有朋友提供一点微薄的帮助。同时渴望大家给予我们您的意见、感想和指正。让我们一起关爱和支持把毕生奉献给了社会的可敬可爱的老人们。

2022 年 3 月

宫本陈敏

目　录

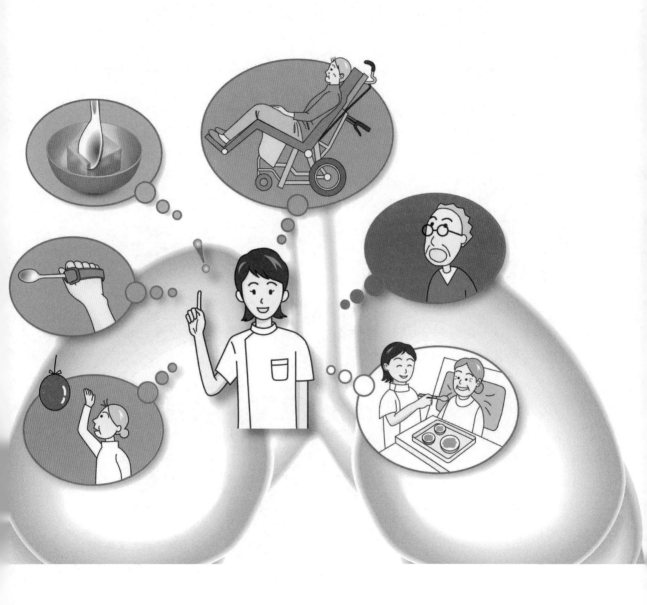

第 **1** 章

让我们来学习饮食的基础吧

当今社会已迈入百岁人生的时代。日本的"老人福利法"将每年的 9 月 15 日定为"老人节"。日本厚生劳动省截至 2017 年 9 月 15 日的调查结果显示，超过 100 岁的人口有 6.7 万人；以各地每 10 万人中高龄者的占有比例来看，日本西部名列前茅。

健康长寿的秘诀之一就是饮食。类比长寿的地域差别，饮食也存在各方面的差异。这里抛去个人因素，只就人在吃东西方面必须要了解的基本知识进行描述。

1 饮食的目的

饮食的目的（图 1–1）因人而异，从单纯地满足食欲，到充实内心、享受生活，都因各自的需求不同而千差万别，多种多样。但随着年龄增长，人会逐渐出现虚弱和疾病的情况，会使饮食的目的难以为继。

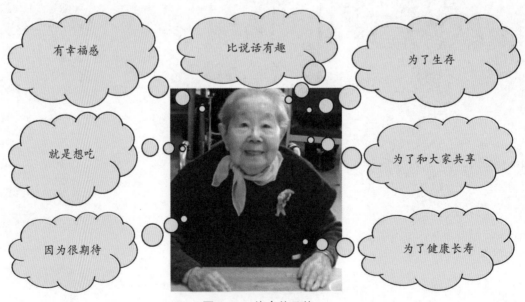

图 1–1 饮食的目的

2 饮食的必要功能

人体按功能大致可以分为骨骼、神经、感觉、运动（肌肉）、呼吸、血液循环、消化器官、内分泌、排泄和生殖等十大系统。随着年龄增长，这些系统的功能逐渐趋于衰退；而疾病和身体虚弱更会使其功能迅速下降。在这十大系统中，除生殖系统之外，其他都与"饮食"紧密相关；其中，神经、感觉和运动（肌肉）尤为重要。

用语 神经、感觉、运动（肌肉）

神经：分为中枢神经（大脑、脑干、小脑、脊髓）和末梢神经（脑神经、脊髓神经、自主神经）。脑神经编号从 Ⅰ 至 Ⅻ，共有 12 对。如表 1-1 所示，如果脑神经受到损伤，就会出现相应的功能受损。其中对饮食有重要影响的脑神经是 Ⅰ、Ⅱ、Ⅴ、Ⅶ、Ⅸ、Ⅹ、Ⅺ 和 Ⅻ。

表 1-1 脑神经与受损后的功能影响（根据参考文献 2 做部分改动）

编号	脑神经名称	受损后的功能影响	编号	脑神经名称	受损功能
Ⅰ	嗅觉神经	气味	Ⅶ	面神经	嘴唇、颜面下部、唾液、味觉
Ⅱ	视觉神经	视力、视野	Ⅷ	内耳神经	听力、平衡感
Ⅲ	动眼神经	眼睛的动作	Ⅸ	舌咽神经	咽腔、舌根、唾液
Ⅳ	滑车神经	眼睛的动作	Ⅹ	迷走神经	咽腔、发声、呼吸
Ⅴ	三叉神经	口腔内感觉、咀嚼	Ⅺ	副神经	颈部肌肉力量
Ⅵ	展神经	眼睛的动作	Ⅻ	舌下神经	舌肌肉力量

感觉：就感觉而言，视觉、听觉、味觉、嗅觉和触觉（口腔和咽喉部的黏膜）五感都同饮食密切相关。

运动（肌肉）：在肌肉中，骨骼肌（随意肌）对于饮食十分重要。从中枢神经发出的指令，经由末梢神经（下行）传递，将运动分为主动运动（将食物放到嘴里的动作等能够按照自己意愿调整的运动）和半主动运动（如吞咽反射等无法按照自己意愿调整的运动）。

肺部的换气运动（空气的进出）是主动运动之一。换气运动包括吸气运动（扩张胸廓和肺，使空气进入肺的内部）和呼气运动（缩小胸廓和肺，将空气从肺内排出）。吸气和呼气运动的比例为 1 :（1.5~2.0），并且在吸气运动终末期会有休息期。

摄食吞咽过程中，咽期所产生的吞咽反射（下咽）（请参见第 6 页"确认 / 摄食吞咽过程"）是在无呼吸时（换气运动期间呼吸暂时停止）产生的半主动运动。

---

3 年龄增长对饮食的影响

　　年龄增长会使身心功能逐渐趋于衰退。但无论是从自己还是从他人的角度来看，多数人都不会对自己在吃东西方面产生任何的烦恼和担忧。然而，随着年龄增长，经口饮食也会产生各种的风险和问题。因此，事先是否了解这些风险和问题，对继续维持摄食的目的认识会有很大不同。另外，如果能够早些了解这些风险和问题，还可以尽早采取相应的对策。

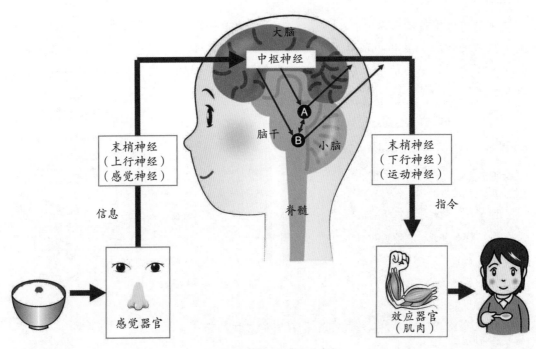

A.吞咽中枢；B.呼吸中枢

图1-2　饮食行为发生的回路

　　从图1-2可以看出，对于饮食最重要的3个系统——神经、感觉器官和效应器官（肌肉）并不是相互独立的，而是相辅相成的。来自感觉器官的信息通过上行末梢神经传递到以大脑为中心的中枢神经。中枢神经系统将信息分配到脑的各部位，根据需求相互联络、沟通信息，该信息再通过下行末梢神经传递给作为效应器官的肌肉，并做出相应的动作。这样，我们就能理解为什么只是一个系统出现问题，还会给其他系统带来不良影响。同时，年龄增长也会延缓神经传递信息的速度。接下来，我们对因感觉器官、中枢神经系统和效应器官老化所产生的问题进行解释。

1）感觉器官和末梢神经（向心性神经）老化引起的问题

- 因视力低下，无法看清食物，导致食欲低下。
- 因嗅觉低下，无法闻到食物的气味，导致唾液分泌减少。
- 因听力低下，导致跟别人在饮食的意见交流上发生问题。
- 因味觉低下，导致拒绝摄取食物，暴饮暴食，或是食欲不振。
- 因口腔和喉头黏膜的感觉降低，导致严重的吞咽风险。

2）从末梢神经获取信息的中枢神经因老化而发生的问题

- 从饮食的安全性考虑可能产生的问题（例如，一口的量过多、无咀嚼就吞咽等）。
- 在饮食的计划性方面可能产生的问题（例如，没有考虑到鱼刺和食物热度、吃饭速度过快等）。
- 餐前、餐中和餐后的意识水平可能会发生变化（面对放在眼前的食物还是神志模糊、不清醒）。
- 随着认知障碍的进展，会出现与饮食有关的主要症状（见"用语 / 主要症状"）和周边症状（见"用语 / 周边症状"）。

用语 | 主要症状

记忆障碍：不记得用过餐，想不起来刚才吃了什么食物。

识别障碍：不知道餐具（勺子、筷子等）和食物在哪里，也不会尝试着去找。

行动障碍：无法使用餐具或不知道使用方法，甚至将筷子当作铅笔用来写字。即使把食物放进嘴里，也无法闭上嘴唇，以及不能用舌头和牙齿做咀嚼动作等主动运动［请参见第3页"用语 / 神经、感觉、运动（肌肉）"］。

语言障碍：障碍程度不同而情况各异。无法使用正常的交流方法（如写、读、说和理解）相互沟通。无法表达对饮食的诉求，也无法听取护理人员的指示。

实施障碍：异食（吃食物以外的东西）、窃食（不被社会认可的饮食行为）、吃饭速度过快以及不断地将食物塞进嘴里。

用语 周边症状

幻觉：看到实际不存在的东西，例如把盘子上的图案说成是虫子。

妄想：针对备餐的人而引发想象，例如说食物被下毒。

兴奋：精神过度活跃，例如用餐时无法集中精神坐在餐桌旁进食。

攻击：由于兴奋导致无法控制自身行为。例如拒绝自己进食或旁人协助进食，向护理人员投掷食物或殴打护理人员。

抑郁：状态与"兴奋"相反，呈低迷的精神状态。例如食欲不振或厌食。

由于中枢神经系统受损或年龄增长会发生口面部失用症（一种行为障碍，虽然没有瘫痪，但却不能很好地使用嘴唇、脸颊和舌头），半侧空间无视（一种识别障碍，虽然视觉方面没有问题，但无法识别以自己为中心的左侧或右侧空间）等脑功能障碍。口面部失用症会导致摄食吞咽过程准备期和口腔期发生阻碍，有严重的吞咽风险。半侧空间无视也会影响进餐动作（无视左侧空间的话，因不能认知左侧摆放的餐具而对其视而不见）。

确认 摄食吞咽过程

饮食和吞咽的过程如下：①先行期（想要吃饭）→②用餐动作（用筷子夹起食物并放到嘴里）→③准备期（将送入口中的食物与唾液混合，咀嚼成适量的食团，准备送入咽喉吞咽）→④口腔期（将适量的食团送入咽喉）→⑤咽期（随着吞咽反射咽下食团）→⑥食管期（将食团送入胃中）（图1-3）。

注：从①到⑥的数字与第7页图1-3和"用语/参与摄食吞咽过程的肌群"中的相同。

- 如果位于脑干的吞咽中枢出现问题（图1-2**A**），则不会产生吞咽反射或出现吞咽反射的延迟。

意识水平有严重问题［请参见第16页"用语/清醒水平（意识）"］，或者没有发生吞咽反射时，禁止经口摄入食物。同样，由于吞咽反射的延迟引起误吸的可能性也很大。

- 位于脑干的吞咽中枢（图1-2**A**）和呼吸中枢（图1-2**B**）相互之间的信息传递出现问题时，特别是在饮水或注意力分散时，也会发生误吸。

3）效应器官和末梢神经老化引起的问题

- 由于呼吸肌强度（肌力）和硬度（肌张力）的原因，发生饮食疲劳和误吸的可能性也很大。

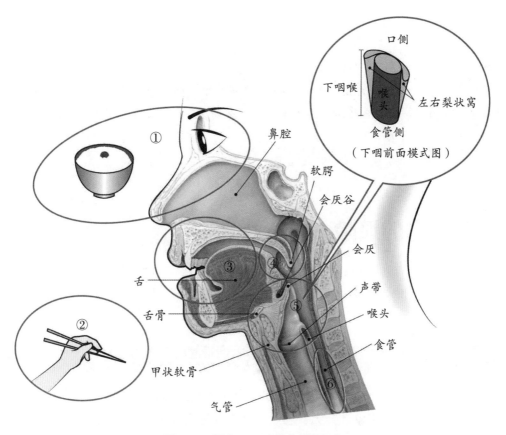

图1-3 摄食吞咽过程（侧面图）

- 因摄食吞咽过程中涉及肌群的肌力和肌张力（请参见"用语/参与摄食吞咽过程的肌群"）而导致的诸如食物摄入、食物碾碎和食团移送等问题，也有引发误吸或窒息的风险。

用语 参与摄食吞咽过程的肌群

口肌群：与嘴唇闭合和食物摄入相关（③）。

咀嚼肌群：与咀嚼硬质食物相关（③）。

舌肌群：与将食物与唾液混合而形成食团相关（③）。

会厌肌群：与将食物保留于口腔中，并将其送到咽喉相关（④）。

舌骨肌群：与喉部上抬时发生的吞咽反射相关（⑤）。

咽肌群：与收缩喉头直径并将食团送入食管相关（⑤）。

- 因四肢肌肉（双上肢和双下肢）、颈部／躯干肌肉的强度或硬度以及肌群间的协调性，会产生诸如饮食动作和饮食姿势的问题。尤其是颈部（请参见第8页"要点／颈部"）的问题会导致误吸和窒息的风险。

颈部过度伸展：如图 1-3 所示，由于颈部过度伸展，④和⑤的位置呈直线，食团直接进入咽喉，吞咽反射（喉头上抬）还未来得及启动，导致误吸。

颈部过度弯曲：如图 1-3 所示，因为颈部过度弯曲，下颌抑制了舌骨和甲状软骨运动，④难以发挥输送食团的作用，同时在⑤作用下产生的吞咽反射也难以实现，成为导致窒息的因素。

4 饮食中的风险

饮食中的风险有误吸和窒息。持续的误吸会导致吸入性肺炎甚至会危及生命。

与误吸不同，窒息是突发的，会直接威胁生命安全。也就是说，一次窒息就可能会导致死亡。

1) 什么是误吸

如图 1-4 所示，误吸是因会厌反转和喉上抬出现问题，导致气管不能完全关闭，发生食物等进入气管的现象。会厌谷也经常会有食物残渣残留，当口腔的食物进入，使凹槽处溢满时，残渣也会进入气管中。

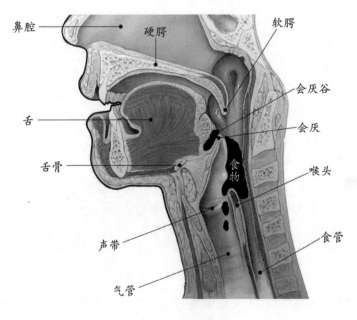

图 1-4　误吸

（1）误吸的症状

发生误吸时，会出现噎呛或咳嗽。但是，第 5 页 1）中所述的喉头黏膜感觉下降，造成对异物侵入气管的感知功能障碍，因此当食物进入气管时，不会出现噎呛或咳嗽（非显性误吸）。所以没有噎呛出现的话，自己和他人就难以发现误吸的征兆，增加了及时发现吸入性肺炎和及时应对的难度。

（2）容易误吸的人

即使没有生病，人的体力也会随着年龄的增长而衰退。尤其是与呼吸和摄食动作相关的肌力减弱，换气运动时间缩短（对吞咽时呼吸暂停产生不良影响）以及喉头感觉低下，都会导致误吸增加。加上年龄增长和疾病的因素，更会增加误吸的发生频率。有时即便是没有吃东西，也会因唾液导致误吸。

（3）误吸的检查

吞咽造影检查（吃下含有造影剂的检查餐，通过 X 线观察从口腔到食管的动态吞咽检查）和吞咽视频内镜检查（通过鼻咽镜肉眼观察咽喉部动作的检查），这两种检查方法各有利弊（更多信息请参考相关专业书籍）。另外要注意的是，这两种检查并不是所有医院都能做。

是否出现噎呛或多次咳嗽是确认误吸的最简便的方法。但是，如上文所述，也有一些人不会出现噎呛或多次咳嗽。可以通过确认是否有吸入性肺炎病史、最近几日是否有低热、咳痰和食欲不振等持续症状来预测这些人发生误吸的可能性。

其他确认误吸的方法有颈部听诊法（将听诊器放在脖子侧面，判断吞咽时的吞咽声和呼吸声）和传感法（根据吞咽中鼻腔换气的传感器和甲状软骨运动的传感器输出波形的同步及时间来判断误吸）（请参见图 3-7）。这两种方法各有利弊（详细信息请参考相关专业书籍）。

（4）误吸的应对

发生误吸时，会出现面部潮红、呼吸紊乱等，患者痛苦的状态会持续数分钟。

①首先，指导患者通过鼻吸鼻呼的方法，来恢复呼吸节律并放松呼吸肌群和吞咽肌群。

②指导患者自己用力咳嗽，将误吸物排到口腔内，然后将其吐出。

③如患者自己用力咳嗽仍不奏效，请使用第 11 页"要点 / 背部叩打法"或第 12 页"要点 / 腹部上推法"辅助将误吸物从口腔中排出。

④如患者通过自己和辅助都很难排出误吸物时，请使用吸引法（请参见第 12 页"要点 / 吸引法"）以机械方式排出误吸物（详细信息请参考相关专业书籍）。

2）什么是窒息

如图 1-5 所示，窒息是指进出空气的气管被食物堵塞而导致无法呼吸的状态。

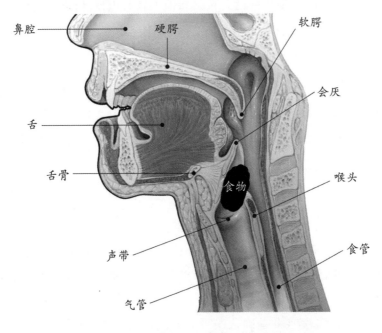

鼻腔　硬腭　软腭　会厌　舌　舌骨　食物　喉头　声带　食管　气管

图 1-5　窒息

（1）窒息的症状

轻微的窒息会引起咳嗽，剧烈的咳嗽可能会导致无法说话。重症时会完全发不出声音、咳不出来，无法呼吸并且出现脸色苍白等症状。

（2）容易窒息的人

由于年龄增长而造成与呼吸和摄食吞咽有关的肌力低下、咀嚼力减弱、口腔内食物残留、颈部僵硬、吞咽不良和咳嗽减弱等，再加上长年的不良饮食习惯，如狼吞虎咽、吃饭太快、暴饮暴食、不嚼就咽、边说边吃等，有这些表现的人容易发生窒息。除此之外，喜欢吃年糕、黏米饭以及番薯类等高密度食物的人群也要特别注意。

还有那些为了治疗疾病，在一定时间内被禁止经口摄食后重新开始经口摄食的人，正在服用大量药物的人，以及认知障碍而难以识别食物的人，这些人群更要加倍注意和仔细监护。

（3）窒息的检查

与吞咽检查不同，没有检查窒息可能性的方法。因为窒息是偶发 / 突发现象，因此对于上述容易引起窒息的人，在用餐时需要十分注意自身状态；而对于那些自我意识有困难的人，则需要从食物的形态上进行考虑；并且应强化用餐的现场监护，这对于窒息的早发现、早应对是至关重要的。

（4）窒息的应对

在窒息时会出现呼吸困难和意识丧失。窒息的严重程度和部位不同，预后也不尽相同；但早发现和早应对对预后至关重要。

①尽早发现窒息。吃饭时表现与平时不同，并出现掉落餐具、坐姿倾斜、用手抓住喉咙以及拍打胸部等情况时，要引起注意。

②如果发生了窒息，应尽快告知周围人引起注意，并确保有足够人手。同时发出紧急救援请求（在机构内呼叫医生救援，在其他场所时拨打急救电话请求救援）。

③因轻度窒息出现剧烈咳嗽时，此时不要打扰患者，在旁边鼓励和安慰患者。

④如果自己无法咳出堵塞的食物时，可以使用背部叩打法（请参见"要点/背部叩打法"图1-6）（利用叩打背部促使堵塞物吐出来），腹部上推法（请参见第12页"要点/腹部上推法"图1-7）（压迫腹部促使堵塞物吐出来），以及吸引法（请参见第12页"要点/吸引法"图1-8）。

要点 背部叩打法

①向患者说明要通过叩打背部来促使堵塞物吐出来。

②进行处置的人用非习惯用手平稳地支撑住患者的胸部，指示患者把头部和上半身尽可能地向下弯曲（图1-6a；为了更有效地利用重力，如果有助手的话，可以让患者采取倒吊姿势或者使用较大的平衡球让患者处于半倒吊状态；图1-6b）。

③用手掌根部朝头部方向用力击打肩胛骨中间部位（图1-6c）。

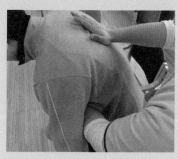 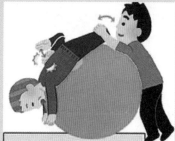 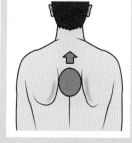

a. 上半身弯曲　　　　　　　b. 半倒吊状态　　　　　c. 击打肩胛骨中间部位

图1-6 背部叩打法

④可多次重复该方法，如仍无法使堵塞物排出时，就要使用腹部上推法（请参见第12页"要点/腹部上推法"）。

要点 腹部上推法

①首先告知患者要以腹部上推法（图1-7）来促使堵塞物吐出来。

②让患者站立或坐着，进行处置的人站在患者身后。

③从背后将双手从腋下环抱住患者的腹部。

④将环抱的双手放在患者肚脐处，一手握拳，另一只手抓住握拳的手，然后迅速将腹部从下往上推压（注意向上推压时有可能会使内脏受伤）。

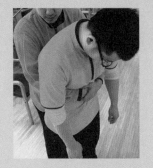

图1-7 腹部上推法

要点 吸引法

图1-8～图1-10是用于处理突发性窒息的吸引装置。图1-8～图1-9是不需要电源的吸引装置。图1-10是将球状部分连接到家用吸尘器的软管上使用的吸引装置。机构里应常备一台吸引装置。但是在使用吸引装置时要切忌吸引时间过长和吸管插入过深，因为有可能对身体产生侵入性损伤。

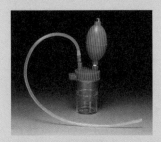 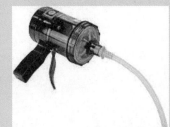 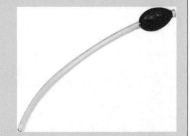

图1-8 手动式吸引器　　图1-9 紧急便携式吸引器　　图1-10 今村IMG喷嘴

（5）进行心肺复苏

更多详细知识请参考相关专业书籍。

【参考文献】

[1] 中野昭一：図説・ヒトのからだ. 医歯薬出版, 1994, pp93 － 107, 167 － 232, 259 － 277.

[2] 田崎義昭, 斉藤佳雄（坂井文彦改訂）：ベッドサイドの神経の診かた. 南山堂, 2017, pp105 － 140, 157 － 170, 189 － 232, 243 － 261, 277 － 284.

[3] 里田隆博, 戸原　玄：摂食・嚥下と誤嚥のメカニズム. 医歯薬出版, 2013.

[4] Jacqueline Kindell（金子芳洋訳）：認知症と食べる障害. 医歯薬出版, 2005, pp1 － 6.

[5] 宮越浩一, 鵜澤吉宏, 森憲司：リハビリテーションリスク管理ハンドブック. メディカルビュー, 2008, pp156 － 178.

第 2 章

学习如何掌握饮食上的问题点

为了达到能够持续饮食的目的，各方（患者、工作人员、护理人员等）都了解饮食中哪里可能存在问题十分重要。了解饮食中问题的方法为评价法，可分为观察和检查/测定。在本章中，我们使用这两种方法对如何掌握饮食中的问题点来详细说明。

1 观察

观察是调查实际用餐场景中有无问题（周围人的所见）的一种方法。

工作人员或护理人员观察患者的实际摄食情况的旁人观察法是常见的方法，但是旁人观察法只能推测食物进入口腔后的情况，所以被观察者要积极地将自己的问题传达给观察者。同样，观察者也要充分听取被观察者的主诉，努力使双方能够共享问题。

观察项目大致可分为患者的用餐环境和用餐功能/能力两部分。用餐环境整顿不好，不仅不能充分发挥用餐的功能/能力，还会增加患者误吸和窒息的风险。

1）用餐环境的观察项目

请在认为能给患者带来不良影响的环境处打钩。患者居住的环境不涉及该项目的，划斜线。

□ 用来放松身心的房间不宽敞也不明亮。

□ 总是有杂音和电视声音。

□ 来来往往的人很多。

□ 眼前有很多让人分心的东西。

□ 工作人员忙忙碌碌不便询问或请求帮忙。

□ 没有个体对应的餐桌或椅子。

□ 没有个体对应的餐具（用餐器皿、勺子、筷子等；图 2-1）。

□ 没有齐备的个体对应的营养辅助食品（图 2-2）。

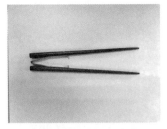

图 2-1　软式无障碍筷子

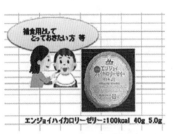

图 2-2　营养辅助食品

表 2-1　食物形态的种类和等级

主食	副食
米饭	普通
饭团	1 口大
二次蒸煮	切碎
粥	搅碎
糊状	糊状

□ 食物形态和种类很少（表 2-1）。

□ 用餐时没有可以自由使用的增稠剂（勾芡的汤汁）。

□ 没有便携式吸引器。

□ 没有紧急情况时通知的手段。

□ 用餐期间，工作人员与患者的比例相对较低（看护，照护体制）。

□ 不能随机应变地变更座位。

□ 食品标签上没有标注总热量、营养成分和水分。

2）用餐的功能/能力的观察项目

请在认为给患者带来不良影响的功能 / 能力的项目上打钩。患者个人情况（用餐辅助、居住场所）不涉及该项目时画斜线。

（1）用餐前全身状态

□ 今天的说话方式（多话、沉默）与平常不同。

□ 今天的行为（活动过多、活动过少）与平常不同。

□ 今天处于睡眠不足的状态。

□ 今天发烧。

□ 今天咳嗽。

□ 今天喉咙里有痰音（请参见第 19 页"用语 / 痰音"）。

□ 今天血压（高、低）和脉搏（心动过缓、心动过速）与平常不同。

□ 今天的声音（鼻音较重、声音嘶哑）与平常不同。

（2）用餐准备期

在餐桌旁等待食物送来的时间。相当于第 6 页"确认 / 摄食吞咽过程"中的先行期（图 2-3）。

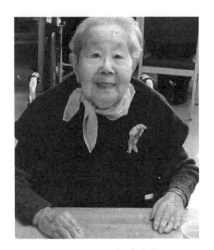

图 2-3　用餐准备期

- 用餐姿势不正确（请参见"确认 / 用餐姿势不正确"）。
- 清醒水平（意识）存在问题［请参见"用语 / 清醒水平（意识）"］。
- 东张西望，烦躁不安。
- 不能在餐桌旁安心坐下。
- 拒绝饮食。

确认 用餐姿势不正确

1. 没有坐在椅子的中间位置（从前、后、左、右看时均应处于中间位置）。
2. 双脚没有与地面接触。
3. 头部不在中间位置（从前、后、左、右看时均应处于中间位置）。
4. 耸着肩膀。

用语 清醒水平（意识）

清醒：无论是否有刺激，白天眼睛都是睁开的，问答沟通没有问题。

嗜睡：由于各种原因（缺乏睡眠、饱腹感、温暖的环境等），在餐前、餐中或是餐后都会打盹。通过语音呼叫等刺激会醒来一会儿，但是之后不管有无刺激，又都会再次闭上眼睛。有的虽然闭着眼睛，但当勺子碰到嘴巴时会自然张嘴的状态也属于此类。

昏睡：病态意识状态。即使受到外界的刺激，也没有睁开眼睛等运动反应。

昏迷：病态意识状态。对强烈刺激会有短暂的苏醒和反应，但持续时间不长。当强烈的刺激消失时，又会陷入深度睡眠的状态。

（3）用餐动作期

使用餐具把食物放入口腔的过程。相当于第 6 页"确认 / 摄食吞咽过程"中的用餐动作（图 2-4）。

- 餐桌的高度（差尺，请参见第 16 页"用语 / 差尺"）不合适。
- 托盘的位置不合适（一般是放在患者正对面的中心位置，但如果用非惯用手使用餐具或者有半侧空间无视的话，则需根据情况调整位置）。
- 惯用手使用餐具时存在的问题（不能握住餐具，不能夹起食物，不能舀起食物）。
- 非惯用手使用餐具时存在的问题。
- 忽略或无视食物和餐具。
- 对用餐及周围环境的注意力出现问题（请参见第 16 页"用语 / 注意力"）。
- 把食物送到嘴边的动作存在问题（中途掉落，手颤抖）。
- 把食物送到嘴边的速度存在问题。

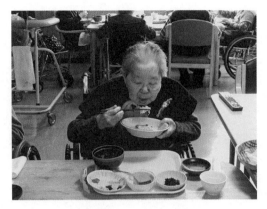

图 2-4　用餐动作期

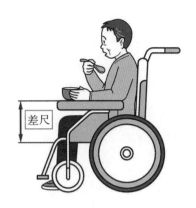

图 2-5　差尺

- 送到嘴里的食物一口量的多少存在问题。
- 用餐动作的过程中出现问题时，不会寻求帮助。
- 用餐的动作与提供的食物形态大相径庭（例如用勺子吃切成四等份的猪排）。

用语 差尺

差尺是指适用于个人的桌子高度，通过坐高（从头顶到椅子座面的高度）× 1/3-(1~2) cm 即可算出（图 2-5）。

用语 注意力

对食物的欲求迫不及待，导致注意力减弱（选择性、持续性、传导性、多向性、敏感性）或亢进。

（1）选择性：从众多的外部刺激中选择关注少数必须刺激的功能。

（2）持续性：能在一段时间内持续关注所选刺激的功能。

（3）传导性：关注一种刺激的同时也会注意周围情况的功能。

（4）多向性：从多个方向对周围环境进行关注的功能。

（5）敏感性：对各种刺激都能平均分配专注度的功能。

（4）摄食吞咽期

将食物放入口中并将其送往食管的过程。由于无法从外部看到这个过程，又因其与误吸和窒息风险有直接关联，所以观察者在借助观察力和经验把握这个过程的同时，时刻细心留意观察至关重要。相当于摄食吞咽过程的准备期、口腔期、咽期和食管期（图 2-6，请参见第 6 页"确认 / 摄食吞咽过程"）。

- 不能很好地用嘴含住食物（嘴唇合不拢，食物从嘴里漏出）。
- 咀嚼时存在问题（请参见"要点/咀嚼"）（咀嚼次数少，较硬的食物从嘴里掉出来或是残留，喜欢吃软食物，咀嚼时间长）。
- 无法将咀嚼的食物形成适当的食团。
- 嘴里塞满食物。
- 食团送到喉头的问题（请参见第19页"要点/输送力"）（无法输送，输送时间较长）。
- 吞咽反射（吞咽）［请参见第19页"用语/吞咽反射（吞咽）"］的迟缓或无反应。
- 嘴里有痰音（请参见第19页"用语/痰音"）。
- 有被噎呛（请参见第19页"要点/噎呛"）。
- 噎呛的时候没有出现咳嗽（请参见第19页"用语/咳嗽"）。
- 用餐花费很长时间。
- 用餐时出现疲劳。
- 用餐中身体姿势渐渐不良，且无法自我矫正。
- 无法摄取足够的热量。

要点 | 咀嚼

　　咀嚼力主要取决于牙齿和咀嚼肌（例如咬肌）的状况。如果使用义齿，还需要确认义齿是否对咀嚼有影响。用义齿咀嚼也并不一定是最好的选择。因为没有咀嚼力却使用义齿的话会导致无效腔（口内无用的空间）增加，并且会对咀嚼力产生不良影响。

　　让患者用平时吃饭时的咀嚼次数去咀嚼提供给他的硬食物和软食物，然后观察口腔里被咀嚼后的食物状态，判断咀嚼力和所提供的食物形态是否一致。

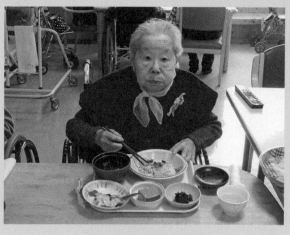

图2-6　摄食吞咽期

要点	输送力

请参见第 7 页图 1-3。输送是在④中进行的活动。④的输送力决定着食物流入⑤的喉头时力量的差异。输送力无法起作用而仅靠重力使食物一点点流入咽部，是引发吞咽前噎呛的原因。

输送力在嘴唇完全闭合、软腭上举（作用是阻断鼻腔和口腔之间的空气流动）以及舌根下沉（作用是迅速将食物引导至喉头和食管）三项功能快速且同步协调运动时，才能很好地发挥作用。

用语	吞咽反射（吞咽）

与舌骨上下连接的肌群在喉头上抬的瞬间产生吞咽反射。但是，当年龄增长、虚弱或疾病导致肌力下降时，喉头无法瞬间上抬。

用语	痰音

痰音是食物、唾液或痰滞留在喉头部凹槽（下喉头部的会厌谷和第 7 页图 1-3 的左右两侧的梨状窝）中而产生的。

当嘴里没有东西发出"啊"的声音时，如果听到的是振动的"啊"的声音即为痰音。发生痰音时，一般按下列顺序处理：①多吞咽几次唾液（空吞咽）；②如果①不能解决的话，通过咳嗽使其排出来。③①和②都不能解决的话，则采用吸引。

要点	噎呛

虽然第 9 页"（1）误吸的症状"说明了是否出现噎呛的症状很重要，但是确定原因时，噎呛发生的时间点是在吞咽之前、之中还是之后这一特定因素也很关键。①发生噎呛时的饮食动作有没有问题。②是在吃食物还是在喝水时发生噎呛。③②的原因是否涉及多种食品和饮料。④重点观察在摄食吞咽时是否多次出现噎呛的症状。

吞咽前的舌肌群、吞咽中闭合声门和声带的肌群以及吞咽后的喉头肌群的肌力低下，是吞咽之前、之中和之后发生噎呛的原因（请参见第 7 页"用语／参与摄食吞咽过程的肌群"）。

用语	咳嗽

咳嗽是发生噎呛时把误吸物排出气管的一种防御反应（保护身体免受外部侵害的功能）。呼气运动有问题或没有噎呛症状的人通常不会出现咳嗽反应［请参见第 9 页"（3）误吸的检查"］。

（5）餐后期

餐后期是指用餐结束、刷牙后在各自的空间自由活动之前的时间（图2-7）。

- 用餐后出现噎呛症状。
- 无法走到洗漱间。
- 在洗漱间不能保持身体前倾的站立姿势。
- 无法使用牙刷。
- 刷完牙后嘴里仍会留有食物残渣。
- 不能漱口。
- 会把漱口水喝下去。
- 无法装卸和清洁义齿。

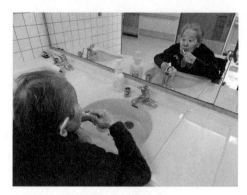

图2-7　餐后期

3）1天的观察检测（表2-2；根据参考文献8做部分修改）

（1）使用观察检测表时的注意事项

①针对1名患者至少要进行连续3天的观察评价。

②在★观察项目栏中有打钩时，要在旁边记入要点说明。

③连续3天共有9餐之中，打钩数量较多的观察项目将会成为今后评价和对应的内容。

表2-2　1天的观察检测

年　月　日／星期		早餐	午餐	晚餐
观察者姓名／职务				
配餐内容				
用餐前期	说话异常	□	□	□
	行动异常	□	□	□
	睡眠不足	□	□	□
	发热★	□	□	□
	咳嗽	□	□	□
	有痰音	□	□	□
	血压和脉搏异常	□	□	□
	声音异常	□	□	□
用餐准备期	用餐姿势不良	□	□	□
	清醒水平（意识）异常★	□	□	□
	东张西望	□	□	□
	没坐在座位上	□	□	□
	拒绝进食	□	□	□

用餐动作期	桌子的高度不合适★	☐	☐	☐
	餐盘的位置不合适	☐	☐	☐
	惯用手的操作问题	☐	☐	☐
	非惯用手的操作问题	☐	☐	☐
	忽视或无视	☐	☐	☐
	注意力问题	☐	☐	☐
	食物输送动作的问题	☐	☐	☐
	食物输送速度的问题★	☐	☐	☐
	食物输送量的问题★	☐	☐	☐
	难以请求帮助	☐	☐	☐
	食物形态和动作不相符★	☐	☐	☐
摄食吞咽期	嘴含住食物的问题	☐	☐	☐
	咀嚼的问题★	☐	☐	☐
	无法形成食团	☐	☐	☐
	食物积存★	☐	☐	☐
	不能输送★	☐	☐	☐
	吞咽反射的问题★	☐	☐	☐
	痰音★	☐	☐	☐
	噎呛★	☐	☐	☐
	咳嗽★	☐	☐	☐
	总用餐时间的问题	☐	☐	☐
	出现疲劳	☐	☐	☐
	用餐中出现姿势不良	☐	☐	☐
	摄取量不足★	☐	☐	☐
用餐后期	噎呛★	☐	☐	☐
	不能步行	☐	☐	☐
	不能保持站立姿势	☐	☐	☐
	不能使用牙刷	☐	☐	☐
	刷牙后留有食物残渣★	☐	☐	☐
	不能漱口	☐	☐	☐
	喝了漱口水	☐	☐	☐
	义齿的管理	☐	☐	☐
备注		☐	☐	☐
		☐	☐	☐

2 检查、测定

我们来介绍一下能够判断前述饮食所需功能有无问题的标准和已经明确评价方法的检查测定（第3~7页）。要掌握是否存在特定的功能性问题，将检查和测定观察结合起来进行评价非常必要。

1）反复吞咽唾液测试

目的：检查唾液吞咽（吞咽反射）是否达标。该测试不是为了筛选吞咽困难的患者，而是为了先排除健康人群。

方法：

①检查者将左手食指和中指横放在患者颈部，上下夹住甲状软骨（图2-8）。

②检查者右手握住计时器，发出指令后，患者在30秒内尽可能多次咽下唾液。

③检查者把甲状软骨完全越过食指的次数记下来。

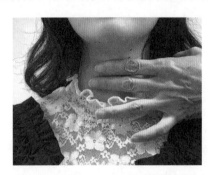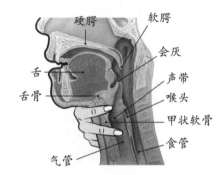

图2-8 检查者食指和中指在甲状软骨上的放置方法

判断：记录在30秒内发生吞咽的次数。如果30秒内吞咽次数为3次以下，则怀疑吞咽有问题，需要进行详细评价。如果次数是8次以上，则没有问题。

注意事项：

①虽然甲状软骨可以从中指的位置上抬，但随着年龄的增长，很多时候不能超过食指。所以要注意，这种情况不能计数。

②由于女性通过触摸感知甲状软骨的位置比较困难，所以要让她多吞咽几次。确定甲状软骨位置后，按方法①进行实际测试。

③由于年龄增长肌力会下降，确认甲状软骨位置时要略低于预期位置。

2）改良饮水测试

目的：通过观察喝冷水时的吞咽状态，通过有无噎呛以及饮用时间等来发现吞咽功能的问题。

方法：

①由测试者实施时，用装有3mL冷水的注射器，将冷水注入口腔底部（舌头下方）；受测者自己实施时，在汤勺中放入3mL冷水，然后用汤勺将冷水注入口腔底部。

②让受测者咽下口腔底部的冷水。

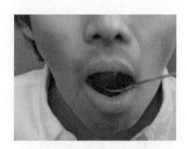

图2-9 改良饮水测试

③如果可能的话，再追加 2 次反复吞咽唾液测试。

判断：①如果评价标准在 4 以上，需要再追加 2 次反复吞咽唾液测试（合计 3 次），以最低数值作为评分（表 2-3）。

表 2-3　改良饮水测试评价标准

1	无吞咽，出现噎呛和呼吸急促	怀疑有吞咽障碍
2	无吞咽，*呼吸急促（怀疑隐性误吸）（第 9 页）	
3	有吞咽，出现噎呛和声音嘶哑（第 15 页）	
4	有吞咽，呼吸良好、无噎呛	正常
5	4 以上再追加，追加的测试 30 秒内可以吞咽 2 次	

*呼吸急促：呼吸困难，呼吸紊乱，有喘息杂音

注意事项：

①将冷水注入口腔时，为防止其直接流入咽部，不要将水注入舌头（舌背）上，而是注入舌头下方（口腔底部）。

②改良饮水测试是由测试者进行正规检查，要比受测者（本人）使用汤勺进行测试的方法好一些。这样可以确认有意识吞咽（由测试者注入口腔的吞咽）和主动吞咽（根据自己的意愿随意吞咽）的不同。

3）使用80cm的吹吹卷进行呼气运动时间测试（图2-10）

目的：通过测量 80cm 吹吹卷的吹气时间，推测在吞咽中的呼气运动时间是否存在问题［请参见第 3 页"用语 / 神经、感觉、运动（肌肉）"和第 9 页"（2）容易误吸的人"］。

方法：

①受测者用嘴含着经过事先处理过（将收缩的 80cm 吹吹卷的纸筒部分，数次注入空气）的 80cm 吹吹卷，在听到检查者发出"开始"口令时，将吹吹卷吹直。同时，检查者按下计时器开始计算时间（图 2-10a）。

②让受测者尽可能将吹吹卷保持 80cm 的最大伸长位置（检查者需确认尖端是否已完全伸展）（图 2-10b）。

③当吹吹卷的尖端开始弯曲时，停止计时并记录时间（图 2-10c）。

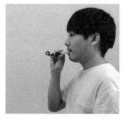 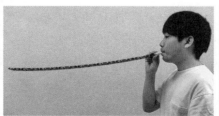 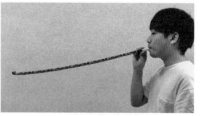

a. 把吹吹卷含在嘴里　　　b. 维持吹吹卷的最大延伸状态　　　c. 吹吹卷的前端开始弯曲

图 2-10　使用吹吹卷测试呼气运动的时间

判断：

①20岁人群吹吹卷的平均呼气时间为45秒。

②75岁（健康老人）人群吹吹卷的平均呼气时间为35秒。

③有吞咽障碍人群的吹吹卷呼气时间阈值为15秒。

注意事项：

①用吹吹卷来测试呼气时间时，事前处理的条件要统一（将空气注入80cm吹吹卷的伸缩纸筒的时间和次数）。

②记录的时间作为参考值，以每个人几天内的测试变化为基础，来判断呼气时间是否有问题。

其他：还可以利用产学研共同开发的呼气压测定装置（图2-11）。

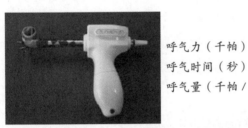
呼气力（千帕）
呼气时间（秒）
呼气量（千帕／秒）

HAPPY

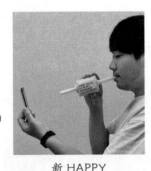
呼气时间（秒）
呼气压（千帕）
呼气流量（升／秒）
呼气量（升）

新 HAPPY

图 2-11 呼气压测定装置（专利 24-032）

4）发声、构音测试（图2-12）

目的：通过发声、构音，即误吸物进入气管时声门（左右两瓣之间的通道）的关闭，以及通过声门调节引起的声带（左右两瓣）振动所产生的音质，来预测是否有误吸的可能（请参见第25页"确认／声门／声带和误吸的关系"）。

方法：

①在听到检查者发出"开始"口令后，受测者以日常的音量尽可能长时间发出"啊"的声音。

②检查者发出口令的同时启动计时器，在听不到受测者的声音时停止计时器，并记录时间。

③测量发声时间的同时，还要确认声音的音质。

判断：

①男性平均发声时间为30秒。

②女性平均发声时间为20秒。

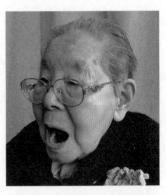

图 2-12 发声、构音测试

③9秒以下疑似呼吸功能异常或声门闭合不充分（左右声带未完全闭合有间隙）。

④如果有鼻音（第15页），疑似软腭上抬功能不全。

出现鼻音时，证明输送力低下（请参见第19页"要点/输送力"）。

⑤声音嘶哑（第15页），疑似声门功能不全。

声音嘶哑表明误吸物有侵入气管的可能性，并且因为咳嗽导致呼气力低下（请参见第19页"用语/咳嗽"）。

注意事项：发声时间因发声开始时的音量和音高而异，因此应以每个人几天中的变化为基础，判断发声时间的问题。

确认 | 声门/声带和误吸的关系

　　声带的开闭决定声门的开口宽度。吞咽时，声带和声门关闭，没有气流通过。说话时，声带和声门开放，并且有气流通过。很多人都有在边说边吃时发生噎呛的体验，这是由于声带没有适时开合而造成的结果（图2-13）。

　　从第Ⅹ脑神经迷走神经（请参见第3页表1-1）分支的喉返神经受损时，会出现声带打开（当左侧喉返神经受损时，左侧声带则不能闭合）的状态，左侧声门也呈半开状态。食物通过半开状态的声门进入气管，引起吸入性肺炎。

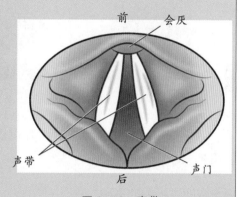

图2-13　声带

5）口面部失用测试

　　目的：测试摄食吞咽过程的准备期和口腔期所必需使用的器官——牙齿、舌头和脸颊的动作是否存在问题。

　　方法：在口头（语言指示）和模仿（做相同动作）（图2-14）指令下达后，对受测者是否能做到下列动作进行观察和评价。

　　判断：不能做图2-14a~f的动作。虽然尝试要做所指示的动作，但是在实施时会出现一些奇怪的动作时，怀疑有口面部失用的可能。

　　注意事项：

　　①虽然被判定为口面部失用，还需要根据实际观察的结果进行综合判断。

　　②对于因失聪理解语言困难（听觉的把握度降低）的人，难以遵从口头指示，相反可以遵从模仿指示。

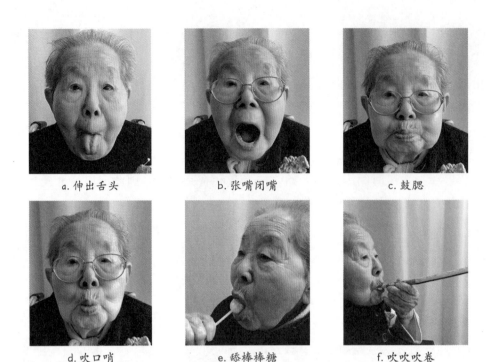

| a.伸出舌头 | b.张嘴闭嘴 | c.鼓腮 |
| d.吹口哨 | e.舔棒棒糖 | f.吹吹吹卷 |

图2-14　口面部失用测试

③可以与口头和模仿指示结合使用的检查，还有图2-14a~d所示的简单运动以及使用e、f所示的道具测试。

摄食吞咽过程中的失用、失认

以下①~③是导致饮食动作出现问题的因素，但与口面部失用不同，这些不是直接造成误吸和窒息的危险因素。检查方法请参见相关专业书籍。

①概念运动失用：对于筷子和汤匙的使用方法，口头上能够理解说明，实际使用时却无法正确使用。

②半侧空间无视：与正中位置相比患者对左侧或右侧空间存在物体的认知有极大反差（例如只吃右侧的食物，无视左侧空间）。

③注意障碍：在等待进餐或是进餐期间，出现注意力会转移到周围的动静和声音上的现象。

6）颈部关节运动范围、肌力、肌张力

目的：神经、感觉和运动（肌肉）对于饮食功能都十分重要（第3页）。其中，颈部运动功能（关节运动范围、肌力、肌张力）尤为重要。因为关节的运动范围、肌力和肌张力相辅相成，无论其中哪一个出现问题都会导致误吸。因此要分别检查这三个功能有无问题。

关节的运动范围是骨骼之间关节的可动范围。可动范围和方向因关节的构造各不相同，颈部的活动范围和方向如图2-15~图2-21所示。

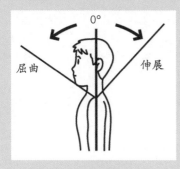

图2-15　颈部的屈伸
屈曲（60°）伸展（50°）

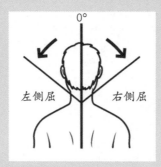

图2-16　颈部的侧屈
左侧屈（50°）右侧屈（50°）

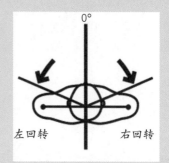

图2-17　颈部的回转
左回转（60°）右回转（60°）

肌力以6个等级来表示。人的最低肌力达不到3级时，就无法进行日常生活。等级3是当只有与重力抵抗时，完全可以在关节可动范围内活动。等级4和等级5则是以抗重力肢体位置对检查者的徒手力量抵抗时，完全可以在关节可动范围内活动。在等级2和1中，最大限度地排除重力影响的状态下，能够完全或部分在关节可动范围内运动。等级0时肌肉没有收缩，不能活动。

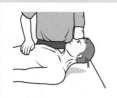

图2-18　颈部弯曲3
将肩膀贴紧检查台，把头从台子上抬起，保持悬空姿势

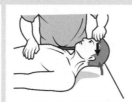

图2-19　颈部弯曲4、5
在等级3的状态下对额头施力，请尽量保持头部悬空状态

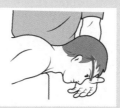

图2-20　颈部伸展3
头部探出检查台，保持水平悬空状态

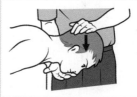

图2-21　颈部伸展4、5
在等级3的状态时，对后头部施加压力，请保持头部的水平

肌张力有低下、正常和亢进三个阶段。如图2-22和图2-23所示，触摸并感觉一下颈部周围的肌肉。如果中枢神经系统有问题，则肌张力会亢进（肌肉比正常人僵硬）。如果从末梢神经（下行神经、运动神经）到效应器官（肌肉）有问题，肌张力则会降低（肌张力小于正常值；请参见第4页图1-2）。

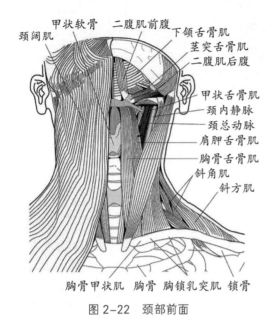

图 2-22 颈部前面

甲状软骨 二腹肌前腹
颈阔肌 下颌舌骨肌
茎突舌骨肌
二腹肌后腹
甲状舌骨肌
颈内静脉
颈总动脉
肩胛舌骨肌
胸骨舌骨肌
斜角肌
斜方肌
胸骨甲状肌 胸骨 胸锁乳突肌 锁骨

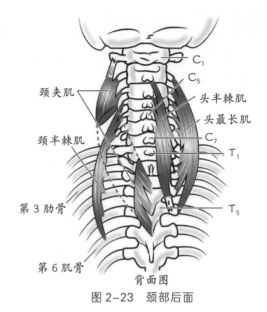

图 2-23 颈部后面

颈夹肌
C₁
C₅
头半棘肌
头最长肌
颈半棘肌
C₇
T₁
第3肋骨
T₅
第6肋骨
背面图

方法：

①关节活动范围以图 2-15~ 图 2-17 所表示的 0° 为标准线，用量角器测量从标准线可以活动多少度。

②肌肉力量与身体的运动相关，可以通过别的肢体位置检查来决定（详细请参见文献 6）。对于吞咽重要的颈部屈曲和伸展肌肉力量依照图 2-18~ 图 2-21 进行检查。

③通过用手直接触摸感知肌肉的硬度检查肌张力状况。

判断：

①肌肉的活动范围可参见图 2-15~ 图 2-17 的颈部参考可动范围进行比较。数值比参考值小时，判定关节限制有多少度。

②肌力检查从 3 级开始（图 2-18，图 2-21）。3 级合格后，再检查 4、5 级（4 级检查时，检查者施加一半力量，5 级要施加全力）。

③肌张力检查，触摸颈部前后左右的肌群，与检查者的肌肉硬度相比，判断各方向部位的肌张力状况。

肌张力低下示例

图 2-24 中的患者无论坐姿和站姿，颈部都不能伸展。可以自主把食物送进嘴里，但因颈部屈曲到最大程度，摄食和吞咽反应都有迟延，所以用餐姿势要以躺式轮椅 40° 进行辅助。运动功能问题的原因是颈部伸展肌力（仰卧位时，检查者把手放在其后头部，该受测者可以用头部去压检查者的手）和颈部伸肌的肌张力低下。

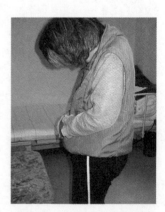

图 2-24 肌张力低下示例

肌张力亢进示例

在图 2-25 中，受测者不能自己保持坐姿，使用带有三侧支撑的轮椅可以短时间坐着。营养方法是鼻饲营养（用管子通过鼻子送食）。因为瘫痪在床，靠外力在右侧卧位和左侧卧位两个方向做体位变换。由于驼背和所有颈部伸展运动功能的问题，仰卧时整个背部不能靠在床垫上，因此仰卧位无法应用于体位变换。

坐在轮椅上时，重力的作用让颈椎伸展更加增强，颈部前面被拉伸，经常形成开口状态。因此吞咽唾液变得十分困难，吸入性肺炎的风险增高。

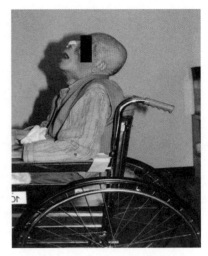

图 2-25　肌张力亢进示例

注意事项：

①关节活动范围的测试原则上采用外力（由检查者操作）；但是对于高龄者，颈部测试存在多种风险（骨折、肌肉拉伤等），因此最好采取主动方式。

②高龄者颈部肌力测试不能使用图 2-18~ 图 2-21 所示方法。首先要判断受测者是否能够保持抗重力体位。颈部肌力为等级 3 时，采用坐姿，颈部无法保持直立也可以（如果颈部倒向前面，则判断颈屈肌为 3 级以下）。肌力为等级 4 和 5 的测试，需要在保持等级 3 的状态下，徒手对前额（颈屈肌）和后头部（颈伸肌）施力（徒手对前额向颈部伸展方向施加中等程度的力量，如果能保持颈部直立的话可判定为等级 4）。

【参考文献】

[1] 太田有美：摂食・嚥下障害に対する評価法，作業療法士の役割—食事姿勢—．摂食・嚥下障害への作業療法アプローチ（東嶋美佐子編），医歯薬出版，2010，pp50 − 68，113 − 121.

[2] Higashijima M，Shiozu H，Inokuti S：The Influence of Changed Life Environment on Swallowing and Respiration in Healthy Elderly：A Comparison of Disaster Victim and Non − Victim Elderly Individuals. Journal of Community Medicine & Health Education. 7（1）：1000498，2017.

[3] Misako Higashijima，Hiroyasu Shiozu ：Using Party Horns to Test Respiratory Function in with Dementia. American Journal of Alzheimer's Disease & Other Dementias. 30（3）：326 − 329，2015.

[4] Misako Higashijima，Jun Murata，Tomotaka Ueda，et al：Clinical Advantages of Eating Positions of the Mid − Neck on Swallowing Function. J. Phys. Ther. Sci. 24（9），2012.

[5] Misako Higashijima，Chiharu Kurozumi，Yuko Nakao：Two − Dimensional Kinetic Analyses of Swallowing Using Videofluorographic Images of Dysphagia Patients. J. Phys. Ther. Sci. 24（5），2012.

[6] Helen J, Dale Avers, Marybeth Brown：新・徒手筋力検査法（津山直一，中村耕三　訳），協同医書出版社，22 − 42, 2016, pp282 − 334.

[7] 青木主税，根本悟子，大熊敦子：ROMナビ．グランドフィト，2013, pp100 − 109.

[8] 枝広あや子ほか：多職種経口摂取支援チームマニュアル—経口維持加算に係る要介護高齢者の経口摂取支援に向けて—．厚生労働科学研究費補助金「要介護高齢者の経口摂取支援のための歯科と栄養の連携を推進するための研究」研究班編，2016.

[9] 日本整形外科学会，日本リハビリテーション医学会：関節可動域表示ならびに測定法．リハ医学 32(4)：214, 1995.

第 3 章

让我们来学习与安全饮食相关的护理要点

为了能让饮食安全地持续下去，让我们来了解一下本章所述内容在日常生活中有没有被注意到。如果没有的话，那么就从现在开始注意吧。

1 用餐是非常重大的活动

对于人来说，1 天的日常生活无外乎用餐、如厕、理容、洗浴、更衣、交流、起居和移动等八项基本活动。八项活动中，用餐具有以下特征：

①如第 1 章所述，用餐的目的因人而异。

②用餐是 1 日 3 次、1 年超过 1000 次的活动。

- 1 天的吞咽次数约为 600 次。
- 用餐时每 15~20 秒吞咽 1 次。
- 通常每 2~3 分钟发生 1 次吞咽。
- 1 天会咽下 1.0~1.5L 的唾液（请参见第 35 页"用语 / 唾液"）。
- 1 天需要的水分为 1.3 L。
- 1 天所需的最低热量为 1500 kcal。
- 与白天相比，就寝中的吞咽次数非常少，大约为 50 次。

③用餐是与吸入性肺炎和死亡息息相关的活动。

2 生活节奏的形成

当太阳升起周围变得明亮，睡眠中的大脑会逐渐被激活趋向清醒。而随着日落周围环境变暗，大脑会逐渐沉静导入睡眠。因此按照图 3-1 中所示要点来创建生活节奏是很重要的。

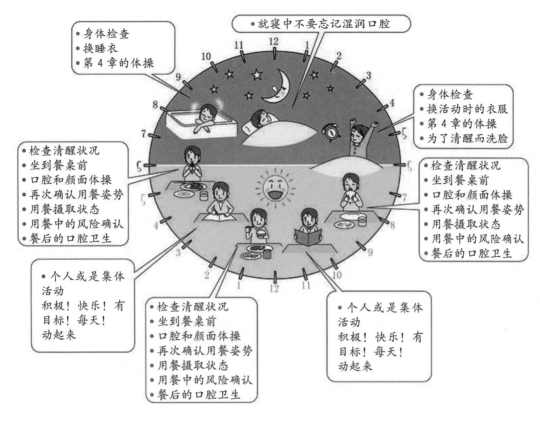

图 3-1　生活节奏的要点

3 就寝中

3-1）睡觉时体位的状况如何

为什么体位不良会带来不好的影响呢？

像图 3-2 那样长时间水平躺着的话，会产生以下结果。

①由于肌力低下，无法维持抗重力体位（自主维持端正的坐姿或保持头颈正直）。

②出现全身关节挛缩（肌肉和韧带的缩短）和关节僵硬（关节粘连）。

③肺部受重力压迫，导致坠积性肺炎（血液和分泌物滞留在肺的后下部，引起细菌增殖导致肺炎）。

④背部与床接触，变得对刺激敏感。

⑤消化道中的消化物停滞，引起反流性食管炎（胃酸反流至食管或咽部）或是便秘。

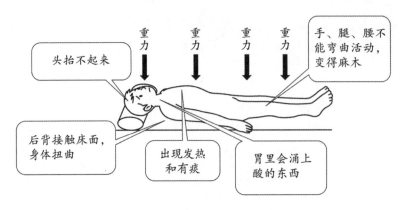

图 3-2　持续仰卧位引发的问题

 怎么做才好呢?

①睡觉时，如图 3-3a 中将①（颈部）和⑧（躯干）的屈曲角度设置为 10°~20°。通过设置角度，减少承受重力部位的比例，从而减轻第 33 页"为什么体位不良会带来不好影响呢"中的所述问题。

②关于就寝中的体位变换（右侧卧位、仰卧位、左侧卧位），不要改变①和②的角度。

③图 3-3a 的①和⑧以外的部位，也要时刻注意保持良肢位的定位（关节不能活动也不会影响日常生活的肢体位置）。

• ②的肩关节可外展 60°~80°。

• ③的肘关节可弯曲 90°。

• ④的腕关节可背屈 10°~20°，并且五指可做握着网球的姿势。

• ⑤的髋关节可弯曲 15°~30° 和外展 10°。

• ⑥的膝关节可弯曲 10°~20°。

• ⑦的踝关节可向下屈 5°~10°。

④关于良肢位如图 3-3b 所示。

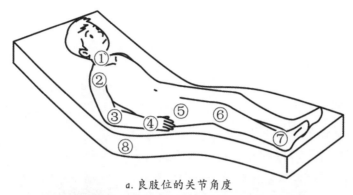

a. 良肢位的关节角度

脚下靠垫

枕头、靠垫、毛巾等

膝下靠垫

肘部靠垫

b. 实际的良肢位

图 3-3 良肢位

3-2）口腔内是否湿润

为什么口腔干燥对身体影响不好呢？

①特别是夜间很难吞咽唾液。

用语 | 唾液

　　1 天的唾液量为 1~1.5L，唾液量随着年龄增长而减少。另外，就寝时的唾液比白天少。白天吃饭和说话时唾液量会增加。

②用餐或说话时容易引起咳嗽。

③是产生舌苔和口臭的原因，无法维护口腔卫生。

④由于睡眠时多为口呼吸，因此会吸入空气中飘浮的细菌和病毒，容易罹患感冒等感染性疾病。

就寝时

①在枕边准备一个装入冰屑和冷水的喷雾器。

②可以自己操作喷雾器的人,晚上起夜或因口干醒来时,使用喷雾器对口腔(特别是软腭或舌头后部)进行喷雾保湿。注意不要在嘴里留有大量水滴。

③ 不能自己喷雾的人,可由前来帮助其变换体位或照看的人使用其枕边准备好的喷雾器,为其湿润口腔(尤其是软腭和舌头后部;图3-4)。

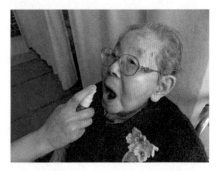

图3-4　口腔湿润的方法

确认 | 注意不能喷雾的人

- 注意少量的水滴也不能留在口中。
- 要确认患者确实将水吞咽下去了。
- 对于非经口摄食者,处于自然开口状态的人(第29页图2-25)要特别留意给他们喷雾。相反,嘴唇已经闭合,在被触摸后反而闭合更紧的人无须做喷雾。

白天

①经口摄食者,如果进食超过自己咀嚼能力的食物时,需要增加咀嚼次数。

②经口摄食者摄取水分时,要注意少量多次。

③非经口摄食者注入营养以后,按1天合计水分量1L补给水分。特别是在夏季,为防止出现脱水症状,要注意补充水分和环境设置(使用空调、防止阳光直射等的措施,避免将患者安排在靠窗户的床位)。

④非经口摄食者,无论是夜间还是白天,注意到患者需要喷雾时,就要对口腔喷雾。

3-3)不能自己翻身的人对应的状况如何

为什么不能翻身对身体影响不好呢?

翻身是身体复合性运动(使用多数关节和肌肉)的基础。不能翻身时,会出现以下问题。

①容易瘫痪在床。

②容易发生压疮。

③容易引发脉搏和血压的变化。

④能够起床、保持坐姿、保持站立姿势和走路等的可能性极低。

⑤日常生活中所有事情都需要最大限度的照料。

怎么做才好呢?

每天早晚两次做图3-5所示的体操。从保持和预防身体功能（关节运动范围、肌力、调节肌张力、呼吸、血流等）的观点出发，提倡养成在醒后和就寝前做体操的习惯。下面所示为基本的运动次数，可以根据身体状况来增减。

①仰卧，两腿交替做屈伸运动和将双膝抱在胸前的运动，5次为一组，每次做两组。

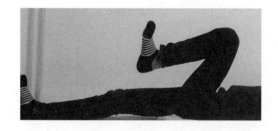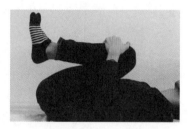

②仰卧，屈膝蜷腿，同时将双腿倒向左侧或右侧，尽量接触床，头转向相反一侧。左右交替为一组，每次做5组。

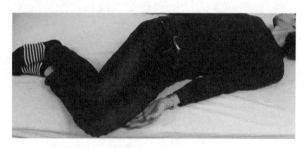

③仰卧，屈膝蜷腿，双脚支撑抬起臀部，5次为一组，每次做两组。

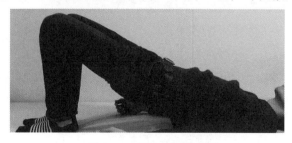

图3-5　锻炼翻身的体操

④仰卧，屈膝蜷腿，在②的基础上，利用上肢的反作用力侧卧。左右交替为一组，每次进行 5 组。

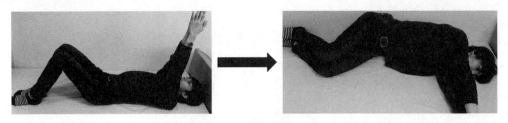

续图 3-5　锻炼翻身的体操

4 起床时

4-1）起床后的清醒状况如何

为什么清醒水平不佳对身体影响不好？

①起床后的意识水平不好会打乱一天的生活节奏。

②昼夜颠倒（白天睡觉夜间活动）的现象，会造成患者自身的体力低下，也增加了相关人员的负担。

③使用安眠药来控制昼夜颠倒的话，会造成昼夜颠倒现象的长期化。

怎么做才好呢？

①考虑夜间环境和起床时的环境（夜间保持周围环境的昏暗，起床时保持周围环境的明亮）。

②手边准备好凉开水，睡醒后饮用 100mL 左右，促进清醒及提高肠胃活性。

③醒来后，把睡衣换成日间穿着的衣服。

④醒来后，在床上做体操（图 3-5）。

⑤关于安眠药的服用，要咨询医生。

⑥从摄食吞咽的身体功能和声带功能的角度考虑，在不影响他人并且可以避免风险的情况下，允许患者进行夜行（无目的的行走或爬行活动）和怪声（与场面不符的高音）。

4-2）生命体征是否正常

用语 生命体征

生命体征是生命存在的指数，体温、血压、呼吸和脉搏是生命体征的指标。这四个生命体征指标都有正常值，比正常值高或低都要注意。并且，我们也要清楚这四个生命体征存在个别差异（年龄、活动或休息、温暖或寒冷的环境、放松或紧张、站立或躺卧等）。

①体温是指人体温度。用温度计测量。正常体温为 35.5~37.5℃，39℃以上为高热，35℃以下为低体温。

②血压是指血液对血管壁的压力。用血压计测量。正常血压为 140/90mmHg，比正常值高的称为高血压。

③呼吸是指吸入氧气、呼出二氧化碳的运动。测量呼吸次数时，确定任意上位肋骨中的一根，将食指和中指并列放在肋骨表面上，以触觉的方式感知这根肋骨的上下和前后运动的次数。

呼吸的正常值是每分钟10～20次，20次以上为呼吸急促，10次以下为呼吸缓慢。

④脉搏是从心脏泵出血液的动量，通常称为脉搏数。通过触摸感知体表（手掌的拇指侧和腕关节正下方）的桡骨动脉的律动测量脉搏。正常的脉搏率为每分钟60~100次，60次以下称为心动过缓，100次以上称为心动过速。与次数保持规律性的节律十分重要（节律不规则的脉搏称为心律失常）。

为什么生命体征的指标很重要？

①直接与生命安危相关。

②关系到本书中描述的所有内容可否对应。

③如果体温持续高温的话，怀疑吸入性肺炎。

④呼吸急促（呼吸次数多）时，吞咽时间很难协调，从而增加误吸的可能性（图3-6）。

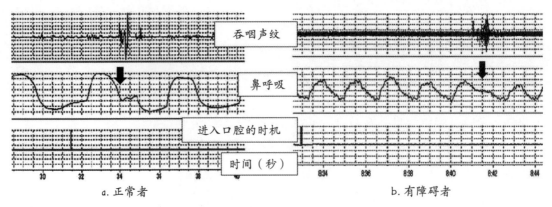

图 3-6　正常者与有障碍者的吞咽和鼻呼吸的波形比较

　　无论是健康者还是障碍者，吞咽声纹出现的同时，表示鼻呼吸停止（吞咽无呼吸）的波纹也会出现。同第 3 页"用语 / 神经、感觉、运动（肌肉）"中说明的一样，没有出现误吸，食物被正常输送到食管。

　　健康人在 10 秒内的呼吸大约是 2 次，因此 1 分钟的呼吸次数大约为 12 次。有障碍者在 10 秒内的呼吸次数大约为 6 次，每分钟呼吸次数为 36 次。对照第 39 页"用语 / 生命体征"③中所述呼吸数，健康者为正常值，有障碍者是呼吸急促。从吸气和呼气的比例来看，正常人为 1 ∶ 2，并且存在呼吸休息期［请参见第 3 页"用语 / 神经、感觉、运动（肌肉）"］。但是，障碍者的比例为 1 ∶ 1，为无休息期的呼吸急促。

怎么做才好呢?

　　①按照医生的指示执行步骤①～③。

　　②分析呼吸急促的模式并进行呼吸康复治疗（有关详细信息请参见专业书籍）。

　　③使用图 3-7 所示的设备，分析呼吸急促的出现条件（用餐姿势、食物形式、自助或照护等）；并在吞咽和呼吸时间协调良好的条件下，对整个用餐过程进行重新调整。

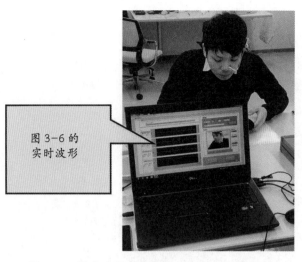

图 3-6 的
实时波形

图 3-7　摄食功能评价系统（专利 5429667）

5　饮食的各种条件

5-1）清醒的状态如何

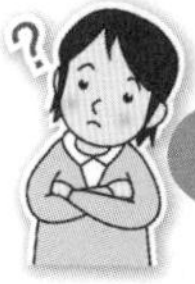

为什么清醒不良对身体影响不好？

①来自中枢神经系统的命令（请参见第 4 页图 1-2）没有到达与饮食功能有关的器官和组织，因此器官和组织处于休眠状态，很可能会发生吸入性肺炎。

②患者无法发挥自身的潜在能力。

③增加日常生活中的护理工作量或是达到护理极限（由于①的原因而转为鼻饲）。

怎么做才好呢？

①对头后部和颈部两侧进行冰敷。

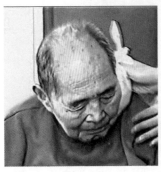
a.嗜睡状态

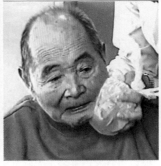
b.觉醒状态

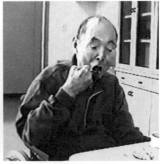
c.觉醒后摄取食物

图3-8　冰敷

要点　颈部的冰敷

　　冰敷如图3-9所示。通常，对A到E全部实施。

　●用于冰敷的自制冰袋是将10个左右大一点的冰块放入一个双层的尼龙袋中，然后再放入约10mL的水。

　●实施者戴厚橡胶手套握住冰袋。

　●将冰袋如图3-9中所示方向移动，并在患者耳边大声呼唤他的名字。

　●即使处于图3-8b所示的状态，也不要停止冰敷，直到患者完全清醒。

　●用餐前进行15分钟冰敷，如果还未完全清醒，则停止用餐，直到完全清醒后才能摄取食物。

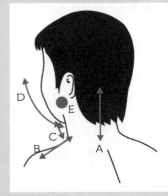

[冰敷的部位]
A：头后部；B：颈部侧面；C：颈部前面；D：脸的上、中、下部分；E：下颌关节周围

图3-9　冰敷部位

实施冰敷时的注意事项

　●避免使用市面销售的冰袋或冰囊等直接接触皮肤的冷冻剂，可能会造成冻伤。

　●禁止对患有心血管疾病或有感觉障碍的人使用冰敷，会造成血压升高和脉搏增快或造成冻伤。

　●对于无法诉说自己状态的患者，请务必仔细观察患者的面部表情并检查生命体征，继续冰敷的话，会导致冻伤或剧痛。

②给予令人不快的皮肤刺激。

用刷子或吸盘刺激图 3-10 所示部位（头后部）的皮肤。

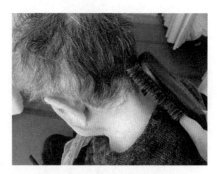

图 3-10　皮肤的刺激

- 刷子和吸盘等刺激会给皮肤带来不快的触觉刺激、压力刺激和疼痛刺激。
- 使用刷子或吸盘拍打皮肤（敲击）给予刺激。
- 刺激时间从 1 分钟开始。
- 在进行刺激的同时，大声呼唤患者的姓名和刺激的内容，持续给予大音量的刺激。

刺激皮肤时的注意事项

- 避免用尖锐的物体刺激，以免造成伤痕。
- 不要摩擦皮肤，会造成伤痕。
- 要慎重延长刺激时间，高龄者皮肤很脆弱，会导致受伤和皮下出血。

③让患者闻自己嗜好的有强烈刺激味的东西（图 3-11）。

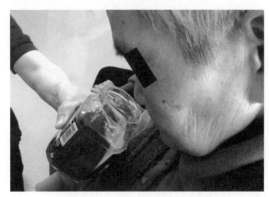

图 3-11　嗜好物的气味刺激

- 准备好有强烈气味的嗜好物。
- 考虑如何把想让患者闻的东西凑近鼻子（例如，将柑橘一分为二并直接凑近鼻子）。
- 一会儿凑近鼻子，一会儿拿开，等待患者的反应。
- 在进行气味刺激的同时，在患者耳边呼唤患者的名字和说明让他闻的东西，给予大音量的刺激。
- 刺激时间要长于上述对皮肤的不快刺激。

进行嗜好物气味刺激时的注意事项

- 对其他人产生不良影响的嗜好物，在使用后要注意保管。
- 为防止气味扩散和集中到鼻子，应注意实施场所和实施方法。

5-2）在餐桌前等待的状况如何

为什么长时间等待对身体影响不好？

①与可以自主饮食的患者相比，需要辅助饮食的患者因体力不支，会出现早期疲劳。

②需要调整用餐姿势的患者，在等待时姿势会渐渐倾斜，必须重复进行多次调整。

③由于患者的状况不同，等待时间长短可能会带来风险（例如因异食癖吃擦手巾而导致窒息）。

怎么做才好呢？

①列出等待中发生危险可能性较高的患者名单。

② 在时间允许的情况下，让上述①的患者采取舒适的姿势坐在床上或轮椅上。

③对于上述②的患者，在即将用餐前重新调整用餐姿势。

④对于上述③的患者，将他们聚集在同一张餐桌旁，安排专人照看（专属负责）的同时，全体职员也要随时关照。

5-3）放入口中的准备状况如何

为什么长时间等待对身体影响不好？

①口腔干燥时，特别是进餐开始时咀嚼食物很难成团，是产生误吸的诱因。

②颈部或口腔内外肌肉紧张时，可能会影响摄食吞咽准备期以后的活动（请参见第 6 页"确认 / 摄食吞咽过程"）。

③如果义齿没有安好，会影响咀嚼。

怎么做才好呢？

①在用餐前少喝一点水、较黏稠的茶或茶味果冻。

②用餐前进行自主的放松体操以及脸颊和舌的体操（请参见第84~85页图4-10~图4-12）。

③正确装好义齿后等待配餐（请参见第18页"要点/咀嚼"）。

确认	义齿的对应

　　有关义齿不合适、是否适合在用餐时安装义齿，是否适合在用餐以外安装义齿等问题应该向牙医或牙科保健人员咨询。

5-4）用餐姿势的状况如何

基本的用餐姿势是什么？

①上半身前倾并且颈部相对于身体稍微弯曲的姿势，会有利于用餐。

　　身体和餐桌之间留出一拳空隙，身体的运动就不会受到餐桌的限制。同样，如果餐桌的高度与肘部高度一样的话，上半身容易前倾，可以清楚地看到食物。

确认	前倾的姿势

　　身体前倾使颈部略微弯曲，可以缩短口腔前部和喉之间的距离，防止食物进入气管。

②必须保持身体稳定，让双手可以自由活动。

　　椅子靠背和高度很重要，髋关节和膝关节大约弯曲90°~100°，脚后跟着地使身体保持稳定状态。

为什么用餐姿势不良对身体影响不好？

　　呼吸、姿势、摄食吞咽所涉及的肌肉相辅相成，共同作用才能完成各种动作。姿势不良也会给呼吸和摄食吞咽造成很大影响。

①向侧面倾斜，或是轮椅过大、身体不稳定，保持坐姿会耗费很多体力，造成注意力分散。结果会导致上肢不能自由活动，不能轻松地用餐和畅快地呼吸（图 3-12，图 3-13）。

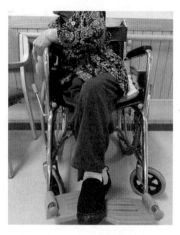

右侧股骨头骨折后，没有手术而采用保守治疗，右腿逐渐变形，造成身体向右倾斜

图 3-12　右腿变形引起向侧面倾斜的示例

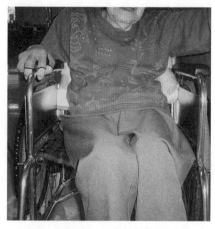

由于患者身材矮小，坐在轮椅上姿势很不稳定，所以手要抓着扶手无法松开，不能安心地用餐

图 3-13　轮椅尺寸不匹配的示例

用语 | 股骨头骨折

跌倒时扭伤脚部，或是大腿根部受到外力冲击时导致股骨头骨折（骨盆和髋骨交接处）。即使手术后早期开始进行康复治疗，也可能会因后遗症的疼痛和变形造成卧床不起。

②当臀部（屁股）向前移动，背部靠向后面时，很难做出上半身的前倾姿势（图3-14，图3-15）。

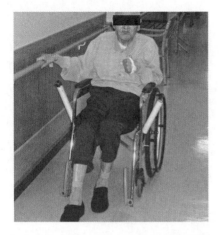

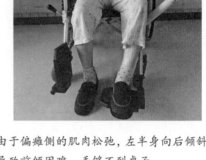

驼背（请参见第51页"用语／驼背"），并且髋关节难以弯曲，臀部向前移动，又因为压迫感产生的疼痛使自己更加往前移动

图3-14 臀部处于向前移动姿势的示例

由于偏瘫侧的肌肉松弛，左半身向后倾斜，导致前倾困难，手够不到桌子

图3-15 由于左侧偏瘫，偏瘫侧将全身向后拉的示例

③颈部过度屈曲会抑制喉部运动，难以吞咽（图3-16，图3-17）。

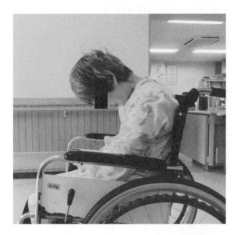

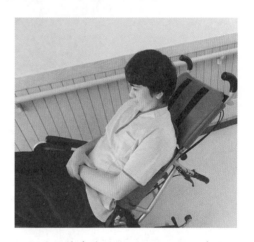

由于认知障碍的发展和全身性肌张力低下而无力，身体佝偻无法抬头，不能自己进餐，吞咽也处于困难状态

图3-16 全身肌张力低下导致无力的示例

即使将轮椅靠背放倒，但是由于没有使用枕头，腹部和颈部肌肉过度紧张

图3-17 不使用枕头导致颈部肌肉过度紧张的示例

第16页"确认/用餐姿势不正确"介绍了坐在椅子上的进餐姿势，在此说明一下轮椅的坐姿。由于体格和疾病而导致的姿势不良、肌肉和关节僵硬以及变形等功能性问题，会因使用老旧、有问题或不适合体型的轮椅而恶化。因此从开始使用轮椅那天起，就要注意以下情况，让患者能够在轮椅上愉快舒适地生活。

①检查所用轮椅的状况（图3-18）。

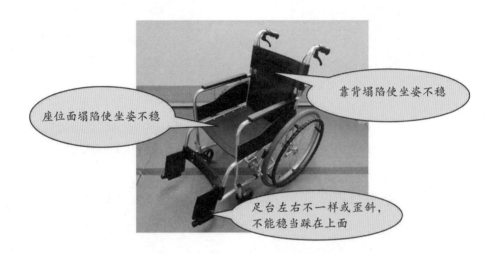

图3-18　轮椅的状况检查

②了解基本的轮椅适合条件（图3-19）。

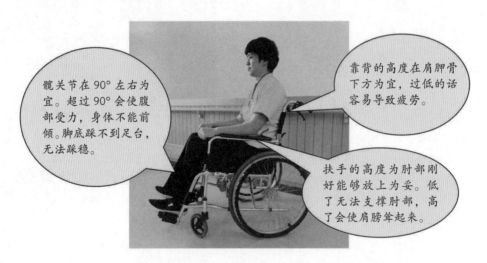

图3-19　轮椅的适合条件

另外还要注意以下几点：

• 没有不适感而能集中精神用餐十分重要。

• 身体稳定，不向左右倾斜才能够自由使用双手。

• 适当的前倾姿势既能够伸手拿取食物，还可以预防噎呛。

• 出现噎呛的时候，收缩腹肌用力咳嗽，上身更要前倾。

③要想方设法让轮椅适合患者的身体。

除了使用辅助设备外，也可以巧妙使用很多小用品（图 3-20～图 3-25）。

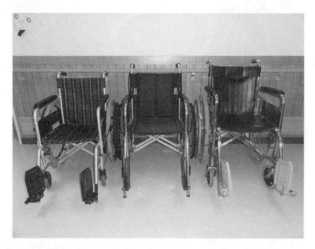

身高和体型各不相同，准备好各种型号的轮椅以备不时之需

图 3-20　准备各种型号的轮椅

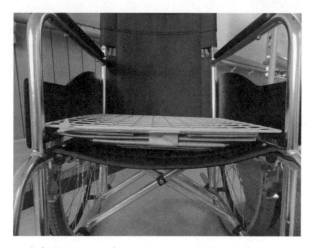

把纸板堆叠在座位面上，在上边放置一个金属网保持平坦。照片上虽然没有显示，但在金属网上面放上垫子，臀部就会感觉比较舒适了

图 3-21　处理座位面塌陷的方法

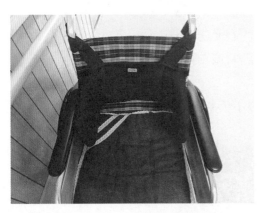

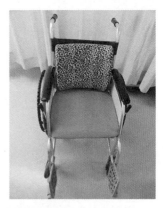

轮椅宽度大于使用者身体时，可穿着适合腰围的专用辅助用具（请参见第46页图3-13）

图 3-22　调整轮椅尺寸①

如果深度或靠背尺寸大于身体的话，可在背部或座位面上放置坐垫或靠垫来调整尺寸

图 3-23　调整轮椅尺寸②

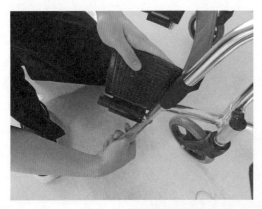

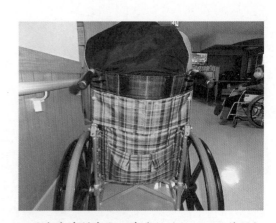

根据腿的长度调整足台的高度。保持舒适的姿势并能够踩稳非常重要

图 3-24　调整足台高度

如果患者身材高大而靠背低的话，可以将腿托带接到靠背上增加高度，这样就可以保持稳定的姿势

图 3-25　调整靠背高度

④对疾病或受伤引起的身体变形做调整（图 3-26~ 图 3-31）。

本项说明针对高龄者因疾病或受伤造成身体变形的情况。例如由于跌倒导致的脊柱骨折（背部弯曲成驼背），股骨头骨折，脑卒中和认知障碍等。

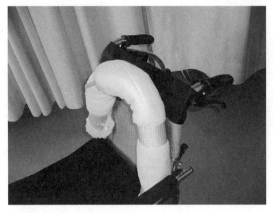

将毛巾等卷成筒状垫在后背，可以减小背部突出部位的压力。支撑面扩大而能让身体保持稳定

图 3-26　驼背的调整

用语　驼背

高龄者多见背部变形，跌倒时臀部着地或搬运重物而导致脊柱骨折、腰椎挫伤等都会形成佝偻的姿势。当弯曲突出的背部顶在轮椅靠背或被褥上时，很容易受伤和发生压疮。

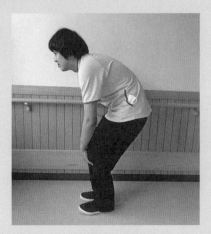

图 3-27　驼背

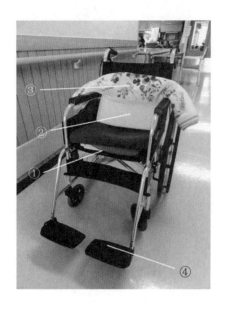

①将座位面前部稍微抬高。

②在靠背下部放一块三角垫，以支撑倾斜的骨盆。

③在背部突出部分下方垫上毛巾，这样能挺起颈部和坐直上半身。

④调整足台的高度。

以上方法可根据使用轮椅患者的具体情况进行调整。

图 3-28　驼背或臀部前滑的情况（第47页图 3-14 的应对方法）

确认 向前滑动的姿势

向前滑动的姿势主要有以下几点原因，应探究实际原因采取适当的处理方法。

①臀部疼痛。

②轮椅座位面较长。

③轮椅靠背较低。

④膝关节屈曲 90°以上，造成脚不能踩到足台上。

⑤髋关节屈曲不良，臀部不能往里面坐。

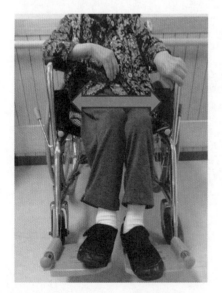

骨折后右腿变形，身体向右倾斜，在右侧臀部下垫上毛巾补充高度，对齐腰部的位置

图 3-29　股骨头骨折后引起骨折侧的腿变形（第 46 页图 3-12 的应对方法）

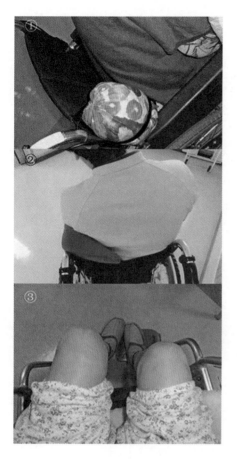

将毛巾卷成筒状（①）或将三角垫（②）等垫在身体瘫痪侧让身体保持端正。平常也要注意先让瘫痪侧臀部靠前，可以减轻身体的歪斜。从上面看的话，瘫痪侧的膝盖比非瘫痪侧膝盖要靠前（③左侧为瘫痪侧）

图 3-30　脑卒中偏瘫瘫痪侧后拉（第 47 页图 3-15 的应对方法）

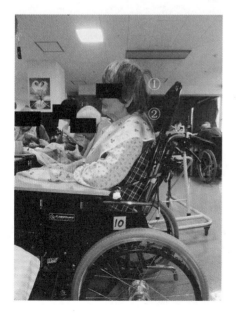

使用普通型轮椅，当臀部往里面坐时，骨盆支撑起来，上半身更容易前倾。换成躺式护理轮椅时（靠背可放倒）（请参见下页要点），则需调整靠背角度，使头（①）和上半身（②）保持直立状态

图 3-31　肌张力低下无法抬头（第 47 页图 3-16 的应对方法）

确认 力求坐姿稳定

• 不只是疾病、受伤、脊柱侧弯、座位面塌陷等，在坐上轮椅时臀部有些许歪斜，自己无法矫正，也会导致在等待用餐和用餐时姿势不良。臀部没有保持正直的话，在身体和后背垫上靠垫也无济于事。首先，要确认整个臀部是正直的。

• 即使采取本节所述的措施，仍会有人由于热衷于手工或轮椅滑动无法保持正确姿势。所以不管是哪种情况，在餐前都需要对姿势进行再一次矫正，以确保每位患者都处于稳定的坐姿用餐。

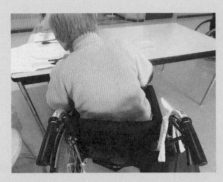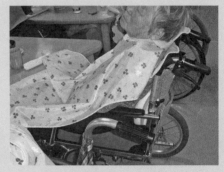

图 3-32　坐姿不稳定

 让我们来了解在床上或躺式护理轮椅上用餐的姿势吧！

要点 躺式护理轮椅

躺式护理轮椅有座椅和靠背一起向后倒和只有靠背后倒两种类型。前者即使轮椅靠背后倾，也能保持髋关节 90° 的舒适姿势（图 3-33）。

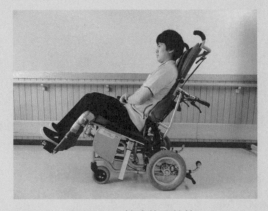

图 3-33　躺式护理轮椅

①适合在床上或躺式护理轮椅上用餐的人群。

• 身体不适的人。

• 正常坐姿下血压会降低的人。

• 身体僵硬，髋关节固定、无法弯曲到 90°，无法保持坐姿的人。

• 由于疼痛、缺乏体力容易疲倦或无法长时间保持坐姿的人。

• 无法自主支撑上身和颈部的人。

• 饮食时容易噎呛或吞咽困难的人。

②适合多发噎呛或不易吞咽的人的理由。

• 食物会通过咽喉后壁并缓慢通过，可以防止误吸。

• 因为口腔也向后倾斜，食物很容易因重力而流到喉头。

• 由于气管位于食管的上方，因此食物不容易进入气管。

③确定床或躺式护理轮椅的靠背角度时的注意事项。

• 靠背 90° 时，不能安全摄取食物的人很多。因此最好一边观察用餐和吞咽状态，一边降低靠背。

• 在靠背直立时调节枕头的高度，驼背患者的头部容易悬空，一定要确保颈部保持略微屈曲的状态。

• 靠背倾斜时，水分会比在 90° 坐姿时更快地通过口腔，特别是在 45° 以下时很容易引起误吸，所以靠背倾斜度不应低于 30°。躺式护理轮椅的放下角度实际上要比护理者想象中的低，所以降低靠背倾斜角度时要慎重（图 3-34）。

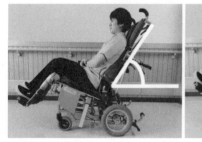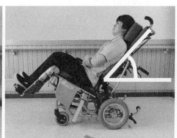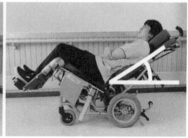

图 3-34 躺式护理轮椅的靠背角度调节

④坐在床上的靠背角度，要适应髋关节和膝关节的活动角度。与躺式护理轮椅坐姿不同，坐在床上时膝关节会伸直，直接抬高靠背可能导致膝关节内侧的肌肉紧张，有导致膝部和腰部疼痛的风险。

• 如果想尽量让膝关节伸展并抬高靠背时，要做好以下确认工作（图 3-35）。

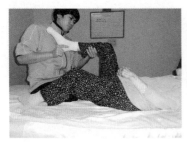 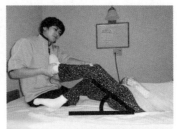 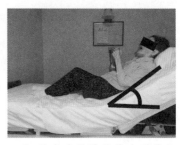

a. 首先，检查髋关节能够弯曲的程度

b. 接下来，在膝关节伸直的情况下，确认腰不悬空时髋关节能抬高的角度

c、b. 的角度是膝关节达到最大伸展时安全的靠背角度

图 3-35　膝关节伸展时靠背角度的确认

• 膝关节弯曲，升起靠背时注意调节到腰能够挺直的状态。

膝关节弯曲，稍微抬高床的靠背，之后用手慢慢抬起患者的上半身，达到图 3-36 所示的起身程度。不要一下子抬起身体，到腰能挺起的位置即可。如图所示，在靠背和后背之间放置一个靠枕，让上半身能够舒适的伸展。此方法适用于上半身被抬高固定后可以自主饮食的人群。

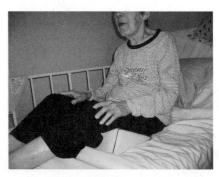

图 3-36　膝关节弯曲，抬高靠背

• 以髋关节为标准，简单设置靠背的技巧（图 3-37）。

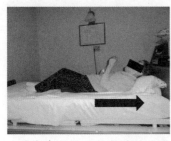 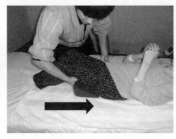 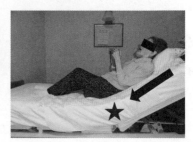

a. 首先在换尿不湿或移动位置时，让两名工作人员将患者身体移动到适合床升起的位置

b. 用餐前将三角垫垫到臀部下方。不要垫在膝关节下面，要垫到臀部下方才更稳定

c. 把靠背调整到如图 3-35 所示的角度。检查靠背弯曲部分和髋关节的位置（图 3-38）

图 3-37　以髋关节为标准，简单设置靠背的步骤

将带有★标记的靠背弯曲部分与髋关节的位置对齐（图3-38）。由于身高的差别，患者膝关节的弯曲部分（↑标记）与膝关节位置有可能不对应，此时可用枕头或三角垫进行调整。不要垫在膝关节下面，而要垫到臀部下方，这样才能在床升起时更稳定地支撑臀部。

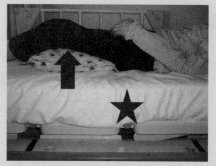

图3-38　靠背弯曲部分和髋关节的位置

• 床上和躺式护理轮椅上的良好体位和不良体位见下图。

如图3-39中的 × 所示，在不调节髋关节位置的情况下，直接升起靠背会导致因为腰部塌陷佝偻着上半身，会增加各种风险：向侧面翻倒、肋骨骨折、呼吸变浅、呕吐、压疮、肢体肌肉僵硬等。良好体位是指上半身处于伸展状态。

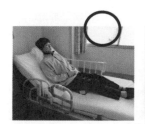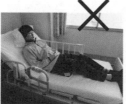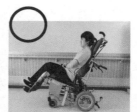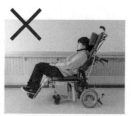

a. 床上　　　　　　　　　　　　　b. 躺式护理轮椅

图3-39　良好体位和不良体位的比较

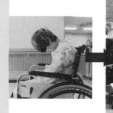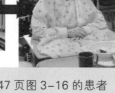　　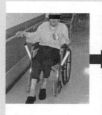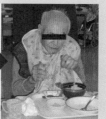

图3-40　第47页图3-16的患者　　　图3-41　第47页图3-14的患者
　　　　姿势调整前后　　　　　　　　　　姿势调整前后

安稳地坐着，自己能愉快地用餐，护理也会很顺利。更重要的是还能预防吸入性肺炎。因此可以说调整用餐姿势是饮食护理的基本。

5-5) 噎呛和咳嗽的状况如何

为什么噎呛和咳嗽对身体影响不好呢?

由于噎呛和咳嗽的困扰无法愉快地用餐。发生噎呛就意味着食物和残渣、唾液侵入气管(请参见第8页图1-4)。虽然用力咳嗽能把侵入气管的食物排出来,但是在用餐时多次出现噎呛和咳嗽的话,引发吸入性肺炎的风险很大。

怎么做才好呢?

①需要做发生噎呛原因的检查。

无论有无噎呛,细致观察"什么时候,什么东西,放入嘴里多少量,在什么状况下发生噎呛"等情况十分重要。

什么时候发生噎呛?

时间	原因
餐前	由于唾液、痰和残渣引起噎呛
餐中	疲劳使吞咽功能下降、注意力分散,引起吞咽时间不协调而造成噎呛(请参见第19页"要点/噎呛"中在吞咽的前、中和后期发生噎呛的原因)
餐后	回到床上后,从胃逆流到食管的食物又进入喉头引起误吸。另外,饮食时残留在喉头的残渣或唾液可能会流入气管并引起噎呛

被什么东西噎呛?

食物的种类	原因
食物的形状、大小、一口量	食物不符合口腔和喉头的功能
酸性类	唾液量增加,容易被食物呛到
液体类	与固体食物相比,喝水时吞咽的速度很快,容易被呛到

噎呛时的表现是什么?

噎呛和咳嗽非常相似,但噎呛是在误吸时出现的,持续时间长,会有面部潮红和呼吸紊乱等现象。相对来说,咳嗽时间较短,且没有面部潮红或呼吸紊乱的现象(请参见第19页"用语/咳嗽")。

②要记录具体的情况。

记录要点如下。

- 什么时候。
- 食物种类。
- 噎呛次数。
- 用餐所用时间。
- 用餐时的样子（呼吸紊乱、疲惫等）。
- 护理人员的应对。

要点 记录示例

　午餐开始时有 3 次噎呛，原因是水分不多的切碎的鱼。剧烈咳嗽、面部潮红、呼吸紊乱状况持续了一会儿。鱼混入粥中吃的时候，没有出现噎呛。25 分钟吃完。

---

③对减少误吸的考虑。

减少误吸的方法如下所述。

ⅰ）食物形态要与口腔、喉头和义齿的状况相符。

　食物形态取决于咀嚼后食团的形成状态。如一直咀嚼但不能下咽的食物、吞咽后口腔内的食物残渣很多等，都是食物的形态不符合。此外，平时对剩饭菜也要多留意。

要点 食物形态

　由于摄食吞咽困难而随意降低食物形态的级别，经常吃碎食和糊状食物，营养的吸收率和日常生活活动能力都会变低，还有可能造成认知障碍的恶化，所以尽量不要降低食物形态的级别。如果很难判断时，可以先降下食物形态的级别，再根据状况的发展考虑进行适当的提升。

ⅱ）提供果冻时，要注意形态和数量。

　不能充分咀嚼或难以形成食团时，可考虑提供果冻。但是，用勺子把果冻细细切碎的话，对那些难以将食物形成食团的人会适得其反。建议用勺子舀成薄片，然后直接放入口腔（图 3-42）。

要点 | 片状果冻

用勺子舀取 3~5mm 厚的片状果冻，提供给患者。

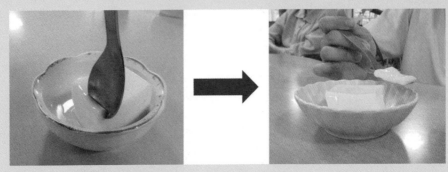

图 3-42　容易吃的果冻形态

片状果冻食物的优点如下：

- 不压碎果冻，有助于食团形成。
- 舀成片状更容易通过喉头。
- 能有效防止食物侵入气管。

ⅲ）因为液体引发噎呛时，可混合增稠剂。

设法做到无论谁在什么时候都能做成适合的芡汁（图 3-43 ）。

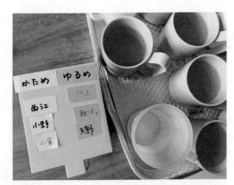

a. 在放增稠剂的容器上写下不同浓度（浓稠、稀薄）和患者名字

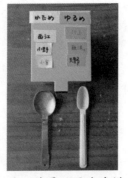

b. 放入计量不同浓度增稠剂的勺子（照片左侧为 5 克，右侧为 2 克）

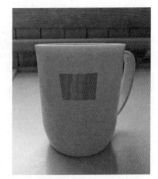

c. 杯子上也要写上兑水数量（照片中为 200mL ）

图 3-43　设法制作统一的芡汁

要点 适当的芡汁

- 增稠剂种类繁多，请加以选择使用。

- 严格遵守增稠剂的放入剂量。虽说芡汁的口感很顺滑，但如果添加太多增稠剂的话食物就会变硬，还会粘在喉咙上。

- 在大酱汤或是菜汤等汤水类里放入与茶水调制时同样剂量的增稠剂，浓稠度却与茶水调制的不同。因此，要用汤勺舀起来进行确认。

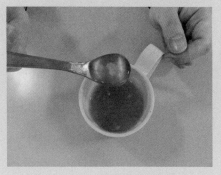

图 3-44　夹生的增稠剂

- 吃粥时，粥与唾液混合而变得顺滑。固体状食物和与液体混在一起的食物更容易引发噎呛，因此最好添加一些增稠剂。

- 温度较低时，增稠剂不能很好地溶解而变得夹生（图 3-44）。夹生的增稠剂不但口感不适，而且还有窒息的风险。因此不要觉得繁琐，重新调制为好。

ⅳ）用餐时及用餐后的姿势调整

- 用餐时坐在躺式护理轮椅或床上，靠背倾斜食物不容易进入气管（请参见第 54 页"要点 / 躺式护理轮椅"）。餐后躺在床上时，喉头残留物或胃反流都会引起噎呛。餐后 30 分钟内应让患者靠在 15°~20° 的靠背上，并随时注意观察其状况。

要点 餐后 30 分钟，将床的靠背调整为倾斜 15°~20°

对于反复发生吸入性肺炎或被自己的唾液呛到的人，必须要采取相应措施，即 24 小时都抬高靠背。但是，对于臀部有压疮以及姿势不良的患者，要根据个人情况予以考虑。

- 驼背的人躺在床上颈部伸展时，吞咽唾液时喉的运动会受到阻碍。

根据驼背的情况，垫两个枕头来调节高度，让颈部呈少许弯曲状态（图 3-45）。

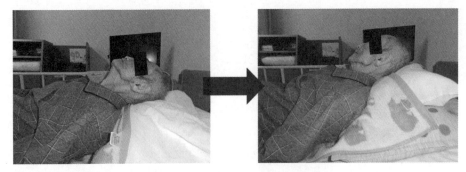

图 3-45 对驼背的人用枕头调整

ⅴ）通过运动来改善低下的功能。

①嘴唇和舌头的动作不良时：如食物从口腔中溢出或无法形成食团等。

•活动嘴唇和舌头（图 3-46）。

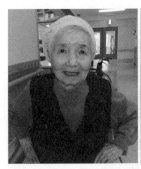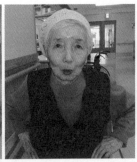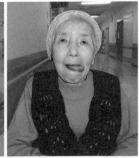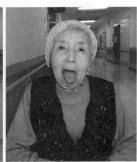

a.重复发"唔，唔"　　　　　　　b.舌头的运动（请参见第 85 页图 4-12）

图 3-46

•进行绕口令、唱歌和朗读等发声训练。

②如果吞咽能力较弱时：噎呛或咳嗽、声音嘶哑和痰音等。

•锻炼声带闭合能力（图 3-47）。

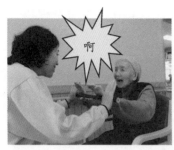

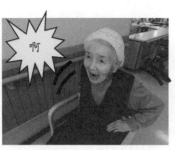

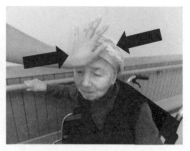

a.发出喊声的同时，用力推护理人员手中的木棒，把力量集中在喉头（第86页图4-14变化）

b.用全身的力气说"啊"

c.用额头对护理人员的手做抵抗练习（第88页图4-17变化）

图3-47　增强吞咽力的运动

③当软腭上举较弱时：鼻子发出"咕唧"声（鼻音）或食物从嘴里出来等。

• 反复做"咔、咔、咔"的发声，使软腭更容易上抬。

• 利用吹吹卷、吸管和哨子练习吹气（图3-48）。

• 练习鼓起双颊（图3-49）。

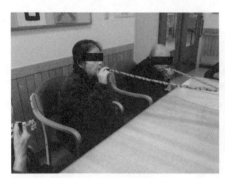

图3-48　吹吹吹卷
（请参见第79页图4-3）

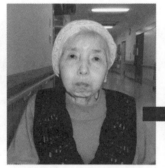

图3-49　鼓起脸颊之后用手施加压力并保持脸颊的持续鼓起，能达到更好的效果（请参见第84页图4-11）。

vi）其他

• 发生误吸时，能咳出侵入物［请参见第9页"（4）误吸的应对"］。

• 防止吃饭太快和不断往嘴里扒饭（请参见第94页图5-3）。

• 刷牙保持口腔内清洁［请参见第71页"5-8）口腔内的卫生状况如何"］。

• 为提高抵抗力进行医疗管理。

有研究表明肺炎球菌疫苗可以有效防止误吸，服用抑制炎症的药物对将侵入气管的食物咳出也有一定的作用。有罹患肺炎风险的患者，请咨询医生。

• 需要提高护理人员使用勺子的辅助技巧（请参见第105页"用餐辅助技术的要点"）。

让全体护理人员时刻铭记"护理方法不当也会诱发噎呛"这句话，学习护理技术十分重要。

5–6）食物摄取的状况如何

为什么摄取食物时动作笨拙对身体影响不好？

想在用餐时不撒落食物，手和身体要做很多动作。

①同时进行拿筷子及勺子的动作和手移动到嘴边的动作（图 3–50）。

②关节的动作与动作一致。

③用筷子拨动食物和夹取食物时手指的细微动作（图 3–51）。

④保持手和颈部的动作不受影响的姿势。

⑤一只手端着装食物的器皿，另一只手使用筷子，左右两手不同的动作（图 3–52）。

⑥保持勺子水平不让里面的食物撒出来，送到嘴边，顺利地放进嘴里的一系列协调动作。

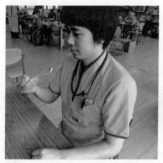
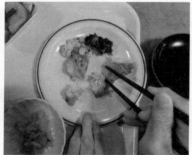
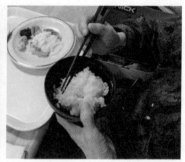

图 3–50　一只手的不同动作　　图 3–51　手指的细微动作　　图 3–52　左右两手的不同动作

但是这些动作会因为与餐桌的距离和餐桌的高度，筷子或勺子（图 3–53）、叉子等用具，食物器皿的形状或重量，食物的形状与大小等而变化。

上述各项再加上手和口的动作。

⑦能够做到把食物送到嘴边并适当地张开嘴。

⑧放到嘴里时不会撒出来。

⑨食物进入嘴里后，闭上嘴，把筷子从嘴里拿出来。

⑩能够一边吃一边进行下一个用餐动作。

这些动作也要协调。也就是说，能够自己吃饭的前提条件是很好地使用手和口。

我们在用餐时几十次无意识地做着上面的事。如果这些伴随着疼痛、困难、疲惫时，那么用餐就会成为一件痛苦的事。

在机构里使用的勺子都要从大小、轻重、是否容易拿取等方面细心考虑、认真选择。前头是否是圆形、能否刚好放入口腔、是否方便摄取，以及放入口中的感觉都是重要的考虑项目。

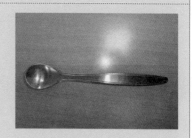

图 3-53　勺子

怎么做才好呢?

需要很好地运用残留的功能，对有障碍的功能进行辅助。

①准备各种食物器皿和餐具。

• 各种勺子（图 3-54）

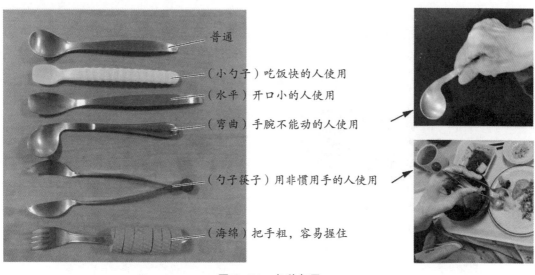

普通

（小勺子）吃饭快的人使用

（水平）开口小的人使用

（弯曲）手腕不能动的人使用

（勺子筷子）用非惯用手的人使用

（海绵）把手粗，容易握住

图 3-54　各种勺子

• 碗和杯子（图 3-55）。

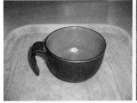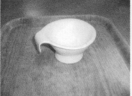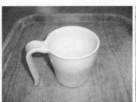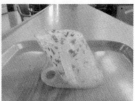

带把手的汤碗　　带把手的磨臼形状容易　　倾斜的不用伸展颈部的　　开口大不会挡住鼻子的
　　　　　　　　　舀取的盘子　　　　　　　　　杯子　　　　　　　　　　杯子

图 3-55　碗和杯子

• 其他餐具（图 3-56）。

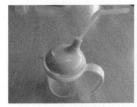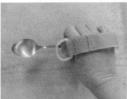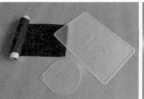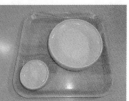

带吸管的杯子　　　　万能绑带　　　　　　防滑垫　　　　　容易舀取食物的盘子

图 3-56　其他餐具

尽可能选择自己能够使用、方便操作的食器和餐具的类型。还要从耐久性、清洁安全的角度来选择。

②用手肘支撑着能轻松地把食物送进嘴里的人（图 3-57）。

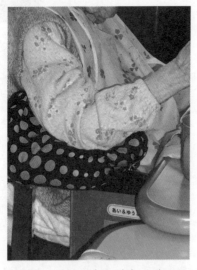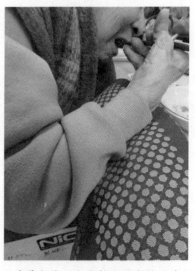

a. 用肘部支撑。肘部和手部动作不协调　　　b. 用前臂支撑。上肢整体肌力低下的人，
的人，可以通过调节肩的高度和辅助位　　　通过用前臂支撑，身体凑近手臂，能够容
置轻松地将食物送进嘴里　　　　　　　　　易地把食物送进嘴里

图 3-57　支撑肘部和手

③考虑桌子的高度

•相对于身高，饭桌过高时，会因看不到食物而烦恼。

•在机构中，很难为每位患者都准备合适的餐桌，但是即便是只准备 2~3 种的话效果也会截然不同（图 3-58a）。可升降的桌子是不错的选择（图 3-58b）。

•如果桌子离身体较远的话，食物送到口边距离较长。把轮椅一部分扶手变低后，扶手不会碰到桌子，就能更接近桌子（图 3-58b）。

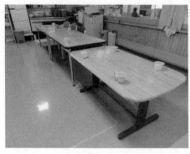
a. 高度不一样的桌子

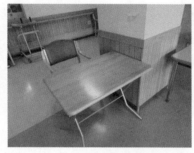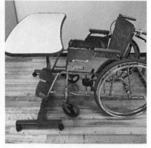
b. 可升降的桌子和扶手一部分变低的轮椅

图 3-58　考虑桌子的高度

④做体操时加入手和手指动作

我们没有注意到，由于手指或手的变形、肌力下降不能很好地握住筷子和汤匙的人，实际上比想象的要多。因此，日常生活中就要进行手指的运动，预防肌力低下。

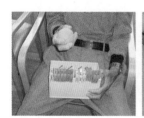
a. 捏夹子或是握球

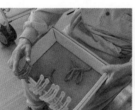
b. 捏大一些的夹子

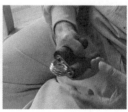
c. 握握力器

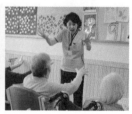
d. 做体操时做握拳和张开手指的动作

图 3-59　手指的运动

5-7）1天摄取的食物量和热量的状况如何

为什么不吃必需量的食物对身体影响不好？

不能充分经口摄食，会增加营养不良的风险。

①高龄者一天必需的热量。

一般高龄者每日需求的热量约为1500千卡，但因活动量和体型的关系会有所不同。

②营养状况指标。

可以通过测量体重和血清白蛋白水平来评估营养状况。也可以由营养管理师以外的护理人员进行筛查：6个月内体重减轻3%以上、食物摄入量在75%以下、BMI不满18.5的人预测有营养不良的风险。

> **用语** BMI
>
> BMI（Body Mass Index）= 体重（kg）/ 身高（m）^{2}
>
> BMI < 18.5 属于低体重，18.5 ≤ BMI ≤ 25 为正常，BMI ≥ 25 属于肥胖。

③营养不良的原因。

- 因年龄增长，嗅觉和味觉低下造成食欲减退。

- 运动不足造成食欲减退。

- 药物的副作用造成口干和食欲减退。

- 高龄者独居或是老老相互护理，在购物和做饭方面能力不足而产生问题。

- 牙周病和义齿调整不好产生的口腔问题。

基于以上考虑，需要各种各样的应对措施。

④营养不良的危险因素。

- 肌少症（伴随着年龄增长，肌肉量减少和肌力降低或身体功能低下的症状）。

> **用语** 肌少症
>
> 由于肌少症是可能需要护理的原因，因此预防很重要。摄食没有达到所需的量时营养状态会变得恶化。不但体重，肌肉量也会减少，因此预防营养不良是关键。

- 发生压疮。

- 营养不良造成免疫力低下，会诱发吸入性肺炎。

- 因认知障碍的恶化导致摄食行为异常。

•因体力和肌力低下使日常活动减少导致食欲减退、摄食量减少，陷入体力下降的恶性循环。

•口腔周围的肌力下降会引发咀嚼和吞咽障碍。摄食量的减少又会陷入营养不良的恶性循环。

诸如此类，还会引发各种问题。

怎么做才好呢?

①对于牙齿和口腔内的问题（请参见第 71 页），清醒的问题（请参见第 38 页），噎呛的问题（请参见第 58 页）等关于摄食的诸多问题，考虑多种职业人员互动。

②每月测量体重，要注意体重的增减情况。

③食物的处理。

首先提供符合口味或是以前喜欢吃的食物来提高摄食量。有人喜欢吃甜的或口味重的食物、果冻等；出乎意料的是，凉的食物很受欢迎。

④补充营养（热量）。

用提供点心或营养辅助食品、增加用餐次数等方法来补充营养。在药妆店能买到营养辅助食品，可以根据摄食功能选择软硬程度（图 3-60~ 图 3-62）。

选择合适的营养辅助食品请咨询医生或营养师。

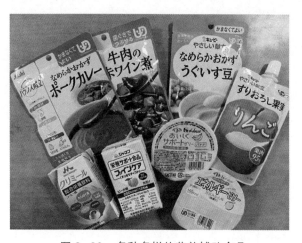

图 3-60　多种多样的营养辅助食品

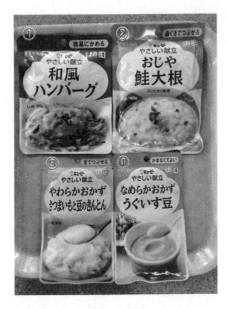

①容易咀嚼
②用牙龈可以碾碎
③用舌头可以碾碎
④不用咀嚼

图 3-61　功能性营养辅助食品

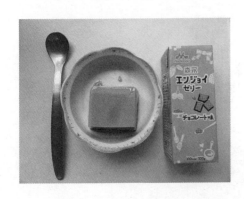

图 3-62　营养辅助果冻

⑤建议做适当的运动（请参见第 77 页）。

适当的运动可以提高食欲。如果只是补充热量而没有进行肌肉活动，就不能有效地消耗能量，也不会改善营养状态。卧床或是坐轮椅的活动量低，不消耗能量，胆固醇会上升，患者外表看上去很胖，却是营养不良的状态。

要点　适当的运动

静养和运动的平衡十分重要。重度营养不良的人的当务之急是改善营养，运动只限于维持的水平即可。进行康复训练时，要牢记这一观点来确定其运动量。

⑥对于摄取量足够的人，希望能够提供平衡的饮食。

把握剩饭剩菜中比较多的食材是基本的应对措施之一。医院或机构虽然是在营养师的管理下提供膳食，但是营养不良状态的人也不少。

即使是在笔者工作的机构，无论是否贯彻上述对策，有营养不良中高风险的人也占了 50% 以上（请参见第 120 页图 6-22）。这让我们深刻理解了对高龄者来说，储存营养是非常困难的。

5-8）口腔内的卫生状况如何

为什么口腔不卫生不好呢?

①口腔内不卫生会产生的问题。

•吸入性肺炎的风险增高。

唾液中含有大量细菌。这些细菌和唾液或是食物一起进入气管会引起吸入性肺炎。

•污垢附着在舌头上成为舌苔。

用语 舌苔

舌苔是舌头上可以看到的白色苔状污垢（图 3-63）。

舌苔会有以下影响：

•很难感受到食物的美味。

•不能传导食物的大小、硬度，舌头无法根据食物形态进行动作。

•是形成口臭的原因。

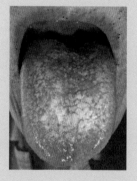

图 3-63 舌苔

---

②高龄者容易发生口腔卫生不良的原因有以下几点。

•即使戴有义齿，口腔周围的肌力减退也会导致嘴唇、舌头和脸颊的运动不良，留下很多食物残渣。还会出现口水增多、口齿不清等现象。

•自己不能把牙刷干净。

•不喜欢护理人员帮助刷牙。

•由于年龄增长或药物副作用造成唾液量减少，从而引起口腔干燥。

怎么做才好呢?

①预防口腔内干燥。

特别是在冬天，要注意使用有抗干燥和抗病毒功能的加湿器。

口腔内细菌也会因为干燥而增殖，需要注意对策［请参见第35页"3-2）口腔内是否湿润"］。

•牙膏的选择。

建议使用市场上发售的具有保湿作用的口腔护理凝胶，这样不使用牙膏刷牙也可能有效去除附着的舌苔和痰（图3-64）。

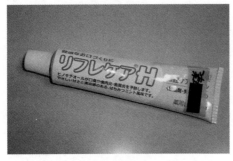 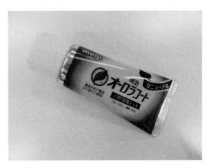

a. 轻松护理类　　　　　　　　　b. 口腔保护膜类

图3-64　具有保湿作用的口腔护理凝胶

•枕头的考虑。

躺在床上，颈部处于伸展状态时（图3-65），因嘴巴张开而使口腔内干燥。应调整枕头的高度，让下颌处于微收状态。对于驼背的患者要特别注意（请参见第62页图3-45）。

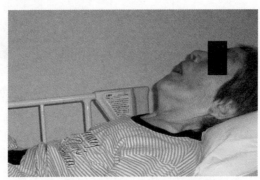

图3-65　因颈部伸展而嘴巴张开

•开始用餐时的考虑。

口腔干燥时吃面包或馒头时会增加窒息的风险。事先让患者喝点茶，或者先喝一口水或汤再开始用餐。特别是早餐时，刚起床时意识模糊，且用口呼吸的人也很多，要格外注意。

②去除舌苔和痰等附着物。

可使用口腔护理海绵和舌刷（图3-66），或使用图3-64中介绍的口腔护理凝胶等去除（图3-67）。

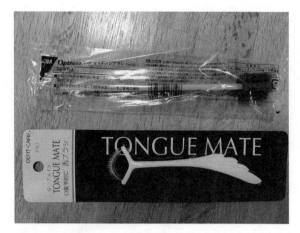

图 3-66　上：口腔护理海绵；下：舌刷

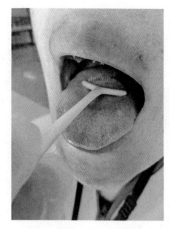

用舌刷从里向外刷。注意不要用力过度

图 3-67　舌刷的使用方法

③餐后要检查食物残渣［请参见第 112 页"5）食物残渣的确认"］。

口腔内食物残渣较多时，食物形态有可能与口腔功能不符。特别是切碎的食物很容易残留在口腔各处。因此对于固体食物或切碎的食物，需要考虑食物的形态。

④彻底进行口腔护理（图 3-68）。

ⅰ）刷牙的效用

• 可以减少口腔中的细菌，预防蛀牙、牙周病和吸入性肺炎。

• 可以激活口腔和咽部功能，对吞咽和发声也有良好的作用。

• 口腔清洁还可能会使味觉恢复，增加食欲，改善营养状态。

• 大脑皮质中与口腔相关的感觉野范围很广，因此对口腔的刺激也会对大脑皮质有较大的刺激，意识水平也会被活化。

• 能够刺激唾液腺分泌。

要点　牙刷

　　建议使用柔软小头的牙刷。请把要求告诉家人。刷牙时，由于后面的牙不太敏感，因此对于不喜欢刷牙的人，建议尝试从后面的牙齿开始刷。

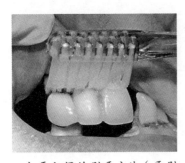
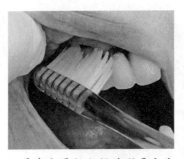
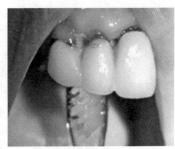

a.上牙之间的刷牙方法（牙刷由上向下刷）

b.牙齿和牙龈之间的刷牙方法（牙刷的毛插入牙齿和牙龈之间做振动）

c.牙齿背面的刷牙方法（牙刷竖起来，从里面一颗一颗刷）

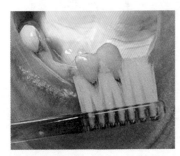
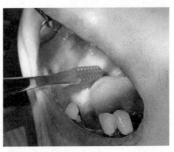
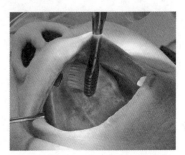

d.下牙之间的刷牙方法（牙刷朝上刷）

e.脸颊内侧的刷法，不要忘记轻刷脸颊的内侧

f.上腭的刷法，不要忘记轻刷上腭

图3-68　残留较少的刷牙方法

ⅱ）在机构内要建立全体人员互相配合的体制

•建立多种职业人员互动委员会，定期召开口腔卫生必要性和刷牙方法等学习会，分享各种人员的想法和手法很重要。

•建议每月对全员做一次口腔检查。

虽然看上去口腔很干净，但是通过检查会发现没有刷干净的残渣、牙龈炎、蛀牙和损坏的义齿等。因此，可以将"1号"或"生日"定为定期检查日。

•与牙科的合作很重要。

定期清洁口腔和清除牙垢等事项需要借助专业力量和依赖专业指导。

【参考文献】

[1] Misako Higashijima, Aya Tanaka, Joji Higashi et al：The Efficacy of Intervention for the Prevention of Aspiration Pneumonitis in Recipients of Non－oral Nutrition. Int. J. Phys. Med. Rehabil, 5 (6) 1000442, 2017.

[2] Misako Higashijima：Relationship between Swallowing Dysfunction and Decreased Respiratory Function in Dementia Patients. J. Phys. Ther. Sci. 25 (8), 2013.

[3] Misako Higashijima : Influence of Age and Bolus Size on Swallowing Function : Basic Data and Assessment Method for Care and Preventive Rehabilitation. Amer. J. Occup. Ther. 64 (1)，2010

[4] 東嶋美佐子：作業療法士の役割―高次能機能障害に対する訓練―. 摂食・嚥下障害への作業療法アプローチ（東嶋美佐子編），医歯薬出版，2010, pp122 － 130.

[5] 大渕哲也：座位が変われば暮らしが変わる. 中央法規出版，2009, pp46 － 52，98 － 105.

[6] 田中マキ子，下元佳子：在宅ケアに活かせる褥瘡予防のためのポジショニング. 中山書店，2011, pp70 － 71，94 － 95.

[7] 太田有美：作業療法士の役割―食事姿勢. 摂食・嚥下障害への作業療法アプローチ（東嶋美佐子編），医歯薬出版，2010, pp113 － 121.

[8] 小島千枝子：食事場面の直接訓練. 第4分野摂食・嚥下リハビリテーションの介入Ⅱ直接訓練・食事介助・外科治療（日本摂食・嚥下リハビリテーション学会編），医歯薬出版，2011, pp46 － 47.

[9] 東嶋美佐子：食事用自助具. 第4分野摂食・嚥下リハビリテーションの介入Ⅱ直接訓練・食事介助・外科治療（日本摂食・嚥下リハビリテーション学会編），医歯薬出版，2011, pp64 － 72.

[10] 黒住千春：作業療法士の役割－食事動作訓練. 摂食・嚥下障害への作業療法アプローチ（東嶋美佐子編），医歯薬出版，2010, pp103 － 112.

[11] 塚田徹，佐藤アキ子ほか：OTが知っておくべき栄養の基礎知識. 作業療法ジャーナル　48 (9)：924 － 931，2014.

[12] 財団法人サンスター歯科保健振興財団編集：介護に役立つ口腔ケアの基本. 中央法規出版，2009.

第**4**章

让我们来学习能够安全长久地经口摄食的运动和活动吧

发生吸入性肺炎风险的两大直接原因是饮食方面的摄食吞咽障碍和因年龄增长身心活力下降方面的衰弱（虚弱）。本章将对如何应对衰弱患者进行详细叙述。摄食吞咽障碍者的应对（摄食吞咽障碍的功能训练和摄食训练）请参见相关专业书籍。

1 预防衰弱的原则

①预防衰弱时三位一体的考虑十分重要（图 4-1）。保证安全用餐，就能确保自身以经口的方式满足营养的需求。满足营养才能使身体运动的能量充沛。这些能量是业余休闲和参加社会活动的原动力。总而言之，将其向正向引导是很重要的。

②在这三方面中，症状的早期发现和早期应对十分重要。

③必须改善表现最重的症状，这对于其他症状的改善也非常重要。

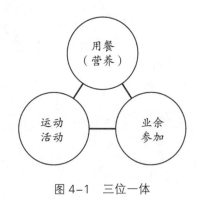

图 4-1　三位一体

2 预防衰弱的方法

①如果发现衰弱者的饮食有问题的话，请参见第 3 章和第 5 章，早期应对。

②如果发现衰弱者与饮食相关的身体功能有问题时，请参见本章进行早期应对。如果发现认知功能有问题的话，请参见第 5 章 "2 认知障碍不同类型的症状和应对处理方法"（第 91 页）进行早期应对。

③为了防止衰弱患者变成需要护理的状态，将上述②中维持和改善身体功能和认知功能所进行的运动和活动，作为引导衰弱者参加业余休闲和社会活动的手段。

3 预防衰弱的运动和活动的选择原则

①所选运动和活动是否有益于维持和改善必须要彻底改善的功能？

②所选运动和活动是衰弱者期望的运动和活动吗？

③所选运动和活动是在业余时间也能进行的运动和活动吗？

④所选运动和活动是一个人也可能安全进行的运动和活动吗？

⑤所选运动和活动是使用参与关节运动的肌肉，能够反复运动，容易考虑的运动和活动吗？

⑥所选运动和活动是不打扰他人，不受场所限制就能进行的运动和活动吗？

⑦患者自己不能施行的话，在别人的支援或辅助下能进行运动和活动吗？

> **要点** | 肌力与肌肉耐力
>
> 给患者施加其最大肌力30%以上的高负荷，进行少次（10次左右会出现疲劳）的运动和活动来维持和改善肌力。给患者施加最大肌力30%以下的低负荷，进行多次（30次左右会出现疲劳）运动或活动来维持和改善肌肉耐力。

4 维持和改善与饮食相关身体功能的运动和活动的实际状况

1）击打气球（图4-2）

目的：维持和改善全身耐力和精神活动性。

对象：衰弱者，保持坐姿的耐久力和平衡力下降者，惯用手的上肢肌力、肌肉耐力以及关节可动范围下降者。

方法：

①出于安全考虑，最好坐在轮椅或椅子上，使用躯干、头部和上肢来击打气球。

②适用于集体（以维持和改善精神活动性的目的为主导；图 4-2a）和个人（以维持和改善全身耐久性的目的为主导；图 4-2b）。

注意事项：

①在进行集体活动时，按照患者的身心状态和目的进行配置（排成列、围成圆、按照身体功能等）。

②作为个人游戏进行时，事先说明 1 次击球的次数和 1 天进行的频度，对有无实施和 1 次击球的次数进行记录。

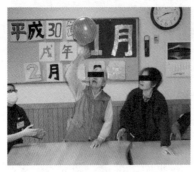
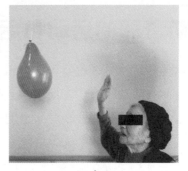

a. 集体　　　　　　　　　b. 个人

图 4-2　击打气球

③在床上单独进行时，将床的倾斜角度设定为静止角度，并预留出可以举起上肢的空间。

④单独进行时，用胶带把系住气球的细绳前端固定在患者设定条件的位置上方。应结合患者的身体状况，使气球能够上下移动，可考虑在增加细绳的长度时，不要用胶带完全固定细绳。

2）吹吹吹卷（图4-3）

目的：维持和改善呼吸（呼气）功能和精神活动性。

对象：衰弱者、坐姿耐久力下降者、呼气能力（瞬时吹气力量）和呼气运动时间下降者等。

方法：

①坐在轮椅或椅子上以便更好地使用胸部和腹部肌肉。

②用惯用手握住吹吹卷，将吹嘴放进嘴里，用上下唇含住。

③刚开始吹，呼气力或呼气压较大时、保持最大长度的呼气力和呼气压力变动不大时或呼气量大的时候，吹吹卷都不会弯折。当吹吹卷出现弯折时，请从下方用手支撑吹吹卷（图 4-3b）。呼气力、呼气压、呼气量可以使用呼气压力测量装置进行测量（请参见第 24 页图 2-11）。

④ ①~③的准备工作做好后，用鼻子吸满空气，随即向吹吹卷吹气。感觉像要把胸腹部的空气完全呼出来一样，让呼气时间尽量长。

⑤吹吹卷尖端开始膨胀的同时开始计时，吹吹卷尖端开始弯折时停止计时（记录呼气时间）。

⑥集体（培养竞争心）和个人（培养努力目标）都适用。

注意事项：

①集体实施时，为避免吹吹卷与他人碰撞，应注意患者位置的安排（图 4-3a）。

②个人实施时，事先要说明 1 次吹的次数、1 天进行的频度。记录吹吹卷有无完全伸展，以及吹的次数和呼气时间（图 4-3b）。

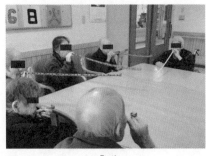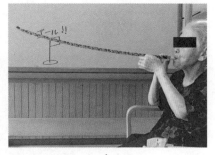

a. 集体   b. 个人

图 4-3　吹吹吹卷

③事先说明，第一次吹气与第二次吹气之间的呼气力差别很大。

其他：吹吹卷可以在 10 元商店、吹吹卷之乡（日本兵库县淡路市）等处购买。

3）吹气（图4-4，图4-5）

目的：维持和改善呼吸（呼气）功能和腭肌群（请参见第 7 页"用语 / 参与摄食吞咽过程的肌群"）。

对象：吃饭时鼻子发出声音的人［请参见第 15 页"（1）用餐前全身状态"］，输送功能下降（请参见第 19 页"要点 / 输送力"）以及呼气时间下降的人［请参见第 3 页"用语 / 神经、感觉、运动（肌肉）"］等。

方法 1：①将市售的冰沙吸管加工成 5 种类型，最初使用接近患者目前呼气功能的吸管进行训练。

②随着呼气功能的改善，改变吸管的类型和吹气次数，以期维持和进一步改善功能。

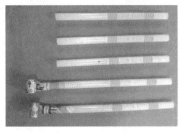

①没有加工的吸管

②装有逆向停止阀的吸管

③打孔的吸管

④连接强度较弱的吹吹卷

⑤连接强度中度的吹吹卷

图 4-4　各种吸管

<参考>

检测 23 名平均年龄为 26 岁的健康成人使用①~③吸管，将杯子中的水吹 5 秒钟的累积呼气压。

④和⑤使用新 HAPPY（第 24 页图 2-11）检测累积呼气压。累计呼气压从低到高排列为①→②→④→③→⑤。累积呼气压差异①约为 50 kPa，⑤约为 220 kPa。

（长崎大学大学院医齿药学综合研究科口腔保健学范畴小山善哉教授提供信息）

方法 2：①在市售带盖饮料瓶上部侧面打一个能插入吸管的孔。

②将吸管插入孔中。

③调节盖子的松紧来改变呼气的阻力，盖子完全拧紧时阻力最大，拧松盖子时，阻力会减弱。

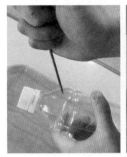 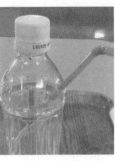 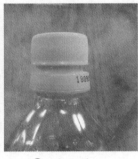 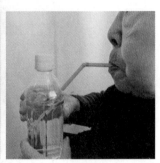

①打孔　　　　　②插入吸管　　　　　③调整瓶盖　　　　　④吹气

图 4-5　使用饮料瓶吹气

注意事项：方法 2 或方法 1 使用未加工的吸管吹水时可能会导致误吸，要多加注意。

4）与呼吸运动一起进行的维护和改善关节可动范围和肌张力的体操

目的：

①维持和改善呼吸及肌张力，清除吞咽时的咽腔残留物。

②维持和改善呼吸、关节可动范围及肌张力，预防误吸（请参见第 3、27~29、77 页）。

对象：高龄者、衰弱者、预测有肌张力亢进和关节可动范围受限可能者。

方法：

• 在端正的坐姿（像坐在椅子上的姿势）或半躺（半躺在榻榻米或地板上适当伸展并稍微分开双腿的姿势）等抗重力姿势下实施。

• 自己实施。

• 由于患者的状况不同，练习次数也不能一概而定。从最初①~⑤的练习各做 1 次开始，最终达到每组练习进行 5 次。

• 因为①~⑤是成对的练习，一定两个都要做。

• 与呼吸运动同时进行，运动中吸气与呼气的比例为 1：2［请参见第 3 页"用语 / 神经、感觉、运动（肌肉）"］。例如吸气用 4 秒，那么呼气就要用 8 秒。让我们努力练习呼吸运动吧。

①首先做深呼吸（严格遵守吸气呼气为 1：2 的比例；图 4-6）。

• 用鼻子吸气，同时双手画椭圆慢慢举到头顶。然后双手像推天花板那样伸直手臂。保持姿势，吸气 4 秒。

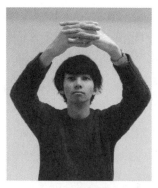
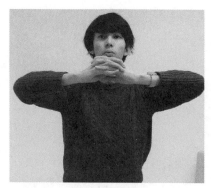

a. 吸气时   b. 呼气时

图 4-6　深呼吸

• 用嘴呼气，伸直的双手画椭圆慢慢放下。然后双手像压向地面那样从颈部位置双臂展开，保持姿势，呼气 8 秒。

②肩胛骨（在肩背面的三角形扁平骨）和锁骨（肩前面横向水平的棒状骨）的运动（图 4-7）。

• 双臂下垂，慢慢地用鼻吸气，耸起双肩尽量贴近耳朵。在最高位时保持肩部上举状态，保持姿势，吸气 4 秒（图 4-7a）。

• 在肩部上举最高位开始用嘴呼气，双手向地面按压一样慢慢放下双肩。在肩部放到最低位时，保持姿势，呼气 8 秒（图 4-7b）。

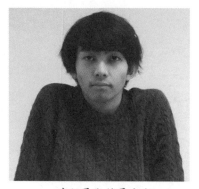
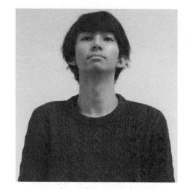

a. 肩胛骨和锁骨向上   b. 肩胛骨和锁骨向下

图 4-7　肩胛骨和锁骨的运动

用语　肩胛骨

　　上肢是由连接至躯干骨的上肢带骨（锁骨和肩胛骨）和与其相接的自由上肢骨（肱骨、前臂骨、手骨）组成。为了保持上肢关节的可动范围和肌力，首先要维持上肢关节可动范围的运动和上肢肌肉的运动。

③胸廓的运动（图 4-8）。

•肘部弯曲呈直角，上举与肩平行。用鼻慢慢吸气，然后慢慢张开肘部，向左右扩张胸部。在肘部向左右完全打开时，保持扩胸状态，吸气 4 秒（图 4-8a）。

•从肘部向左右完全打开开始（图 4-8a），慢慢用嘴呼气，并慢慢闭合两肘收缩胸部。在肘部完全闭合时，保持姿势，呼气 8 秒（图 4-8b）。

•弯曲肘部，保持手放在锁骨中央位置不变，用鼻慢慢吸气，并慢慢抬高上肢。当上肢举到最高位置后，保持上肢高举，吸气 4 秒（图 4-8c ①）。在上肢举到最高位置时，慢慢用嘴呼气，恢复到开始状态，保持两肋收紧状态，呼气 8 秒（图 4-8c ②）。

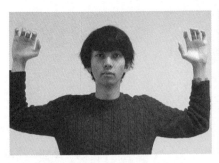
a.胸廓的伸展运动

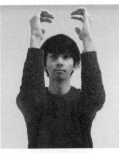
b.胸廓的缩小运动

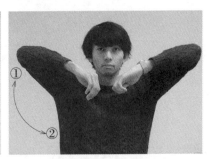
c.胸廓的上下运动

图 4-8　胸廓的运动

要点 | 胸廓

•胸廓容量的增减是通过与胸廓连接的肌肉（呼吸肌）的作用来实现的。

•吸气运动是膈肌和肋间外肌、呼气运动是肋间内肌和腹肌等呼吸肌的作用［请参见第 3 页"用语／神经、感觉、运动（肌肉）"］。

•相对于脊柱，肋骨和胸骨的上下运动使胸腔前后径和左右径伸缩，进行肋骨呼吸（胸式呼吸）对于摄食吞咽至关重要。

---

④颈部的运动（图 4-9）。

•面向正前方，慢慢抬头看向天花板，后颈部向背部方向后仰，前颈部呈伸展状态。保持姿势，吸气 4 秒（在自己能力范围内向后仰，不要勉强；图 4-9a）。

•面向正前方，目视肚脐方向，慢慢地将颈部向腹部弯曲，伸展后颈部，保持姿势，呼气 8 秒（图 4-9b）。

•面向正前方，慢慢地将右耳贴向右肩，拉伸颈部的左侧。同时，左上肢下拉，保持姿势，呼气 8 秒（图 4-9c）。

•面向正前方，慢慢地将左耳贴向左肩，拉伸右颈部的侧面。同时，右上肢下拉，保持姿势，呼气 8 秒（图 4-9d）。

•面向正前方，慢慢地将下颌转向右肩，双肩保持朝向正前方。向右侧转到最大限度，保持姿势呼气8秒（图4-9e）。

•面向正前方，慢慢地将下颌转向左肩，双肩保持朝向正前方。向左侧转到最大限度，保持姿势，呼气8秒（图4-9f）。

⑤最后做深呼吸（请参见第81页图4-6）。

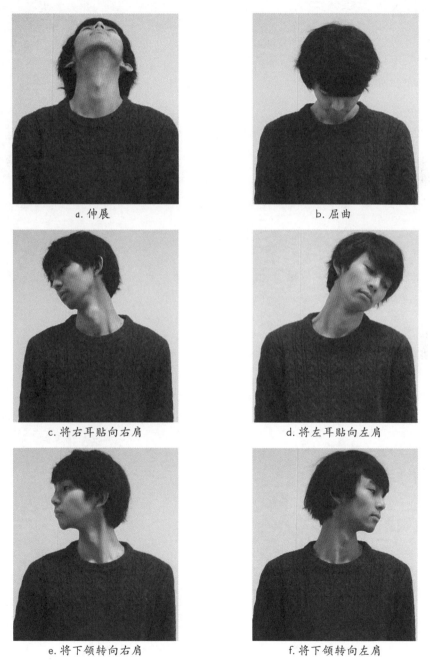

a. 伸展　　　　　　　　　　　　b. 屈曲

c. 将右耳贴向右肩　　　　　　　d. 将左耳贴向左肩

e. 将下颌转向右肩　　　　　　　f. 将下颌转向左肩

图4-9　颈部的运动

5）口腔和面部运动（图4-10，图4-11）

目的：通过保持舌、唇和脸颊的肌力，促进食物的摄取、咀嚼和输送力（请参见第6页"确认/摄食吞咽过程"和第19页"要点/输送能力"）。

对象：高龄者，衰弱者，舌、唇和脸颊等肌肉被预测有问题者。

方法：

• 姿势没有限制。

• 自己可以实施。

• 餐前每个运动做5次。

①按摩颞下颌关节和做把嘴张到最大的运动。

• 从左右两侧耳朵前面到嘴角周围的侧面，用双手画圈进行按摩。然后张大嘴（如果颞下颌关节有压痛或摩擦声，禁止按摩或张大嘴；图4-10）。

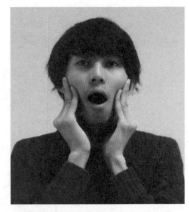

图4-10　按摩和最大的张嘴状态

用语　颌关节

颌关节是颞骨和下颌骨之间的关节。上下颌的开闭运动，复杂的咀嚼运动是通过两侧同时的前后运动以及单侧的前后运动的3个运动来实现的。并且，主要的咀嚼肌都附着在下颌骨上，因此颌关节的运动对于发挥咀嚼力很重要。

---

②脸颊的鼓起和吸吮运动。

• 如图4-11所示，进行脸颊的鼓起和吸吮运动，可以促进颊肌的运动。

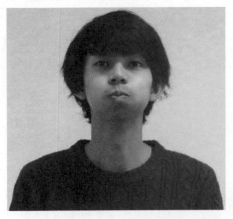 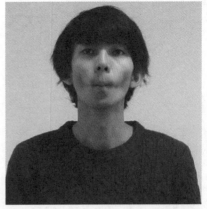

图4-11　脸颊的鼓起和吸吮运动

用语 | 颊肌

颊肌具有咀嚼时决定食物位置、控制食团通过的作用。鼓起颊部时，还有吹出滞留在口腔内空气的作用。

③舌头的运动。

• 舌头的运动有下面 5 种：舌头伸缩、左右摆动、舌尖上卷（够到人中）和下压（够到下唇的凹槽）、舌头纵向卷起（卷起舌头的两侧形成纵沟）和抬起舌头后部（抬起舌根、隆起舌背）（图 4-12）。

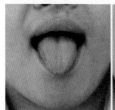 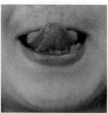 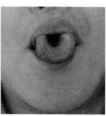 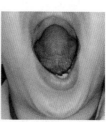

a.舌头伸缩　　b.左右摆动　　c.舌尖上卷　　d.做出纵沟　　e.抬起舌根

图 4-12　舌的 5 种运动

6）用于发声的口腔和面部体操（图4-13）

目的：

①通过保持舌头和嘴唇肌力促进食物的摄取和输送（请参见第 6 页"确认 / 摄食吞咽过程"和第 19 页"要点 / 输送力"）。

②通过保持软腭上抬力和声带闭合力来改善输送和预防误吸（请参见第 8 页图 1-4）。

对象：

①高龄者，衰弱者，预测有舌、唇肌力下降问题者等。

②吞咽时鼻子会发出声音或声音嘶哑者［请参见第 24 页"4）发声、构音测试"］。

方法：

• 没有姿势限制。

• 自己能够实施。

• 饭前每个运动各做 5 次。

①做"啪、嗒、咔、啦"的发音（目的①，对象①）（图 4-13）。

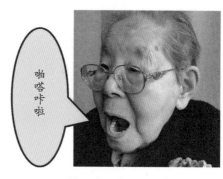

图 4-13　做"啪、嗒、咔、啦"的发音

•啪：促进嘴唇闭合，预防食物漏出口外。

•嗒：维持舌尖的肌力。促进食物纳入口中，食物纳入的调整，做成食团，食物从舌尖向舌中央移送。舌运动的伸缩舌头和左右摆动（图4-12）。

•咔：有抬起舌根的效果。具有带动舌根将软腭上抬的辅助作用。与舌活动中抬起舌根部的作用和效果相同（图4-12）。

•啦：有维持舌头上部肌力的效果。促进舌头上部用力挤压硬腭（请参见第8页图1-4）使舌根下降，喉头产生吸力完成输送食物的功能。

②进行单音发音练习（目的②，对象②）（图4-14）。

•尽量长时间发出"啊"的声音。

•为了增加"啊"的发音强度，在推着墙壁或是按着椅面两侧的同时练习发声（能够增加腹压，锻炼咳痰力和发出音量高的声音，但心脏和血压有问题者不能做）。

•请注意：声带闭合力（声音嘶哑）有问题者，开始时要避免做长时间的发音练习，要循序渐进地延长时间。

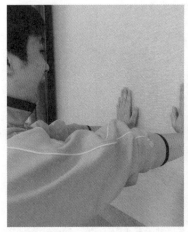
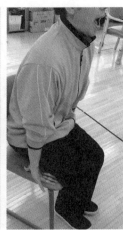

图4-14 单音发音练习

7）维持和强化参与摄食吞咽功能肌肉肌力的体操

（1）抬头运动（图4-15）

目的：扩大食管入口处的开口。

对象：感到喉头有残留物者。

方法：

①仰卧，肩部贴紧床面，把头抬起来看向脚尖。

②抬头的姿势保持1分钟，然后休息1分钟，做3次。频度是1天3次，持续做6周。

注意事项：对于颈部有问题者、高血压者、高龄者等来说运动负荷很大，请考虑别的方法。

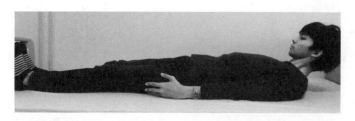

图 4-15　抬头运动

（2）下颌开合的抵抗运动（图 4-16）

目的：强化咀嚼肌群和舌骨肌群（请参见第 7 页"用语 / 参与摄食吞咽过程的肌群"）的肌力。

对象：咀嚼力下降和感到噎呛者。

方法：a、b 都坐在椅子上进行。

a）下颌张开的抵抗运动：将惯用手放在下颌上，用非惯用手固定住头部。接着张大嘴，惯用手尝试将张开的嘴闭合，下颌与惯用手力量相抵，尽量保持张大嘴的口型。

b）下颌闭合的抵抗运动：惯用手的拇指和食指捏住下颌，非惯用手固定住头部。接着使劲咬紧牙关，惯用手尝试着打开嘴巴。下颌与惯用手的力量相抵，尽量保持牙关紧闭的状态。

注意事项：颞下颌关节有压痛感和摩擦音时禁止练习。

患者自己不能使用双手的话，护理人员可帮助其做抵抗运动。

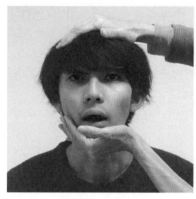
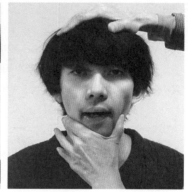

a. 下颌张开的抵抗运动　　　　　b. 下颌闭合的抵抗运动

图 4-16　下颌开合的抵抗运动

（3）头部前面和后面的抵抗运动（图 4-17）

目的：强化舌骨肌群（请参见第 7 页"用语 / 参与摄食吞咽过程的肌群"）的肌力。

对象：喉头上抬时间短者和头颈部控制不稳定者。

方法：a、b 都坐在椅子上进行。

a）十指交叉放置于额头。额头和交叉的双手相互施力。同时也使用胸腹部肌群，尽量保持呼气状态。

b）两手交叉放置于脑后中央。后脑和交叉的双手相互施力，同时也使用肩胛肌群和脊柱肌群，尽量保持呼气状态。

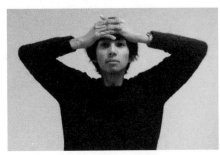 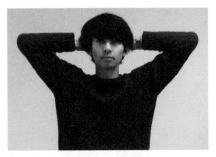

a.头前部的抵抗运动　　　　　　　b.后脑的抵抗运动

图4-17　头部前后的抵抗运动

【参考文献】

[1] 大内尉義：フレイルに関する日本老年医学会からのステートメント（平成26年5月）．https://www.jpn-geriat-soc.or.jp/info/topics/pdf/20140513_01_01.pdf（閲覧2018年5月16日）

[2] 飯島勝矢：より早期からの包括的フレイル予防．https://www.tyojyu.or.jp/net/topics/tokushu/chokoureishakai/chokoureishakai-frailtyyobou.html（閲覧：2018年5月16日

[3] Hiroyasu Shiozu, Misako Higashijima, Tomoshige Koga: Association of sarcopenia with swallowing problems, related to nutrition and activities of daily living of elderly individuals. J. Phys. Ther. Sci.27: 393-396, 2015

[4] 東嶋美佐子：作業療法士の役割－活動を用いた機能訓練－．摂食・嚥下障害への作業療法アプローチ（東嶋美佐子編）．医歯薬出版．2010p93-102

[5] Misako Higashijima, Hiroyasu Shiozu: Using Party Horns to Test Respiratory Function in Patients With Dementia

第 **5** 章

让我们来学习有关认知障碍患者的饮食功能和应对吧

1 认知障碍和健忘的区别

1）认知障碍引发的问题

认知障碍是慢性进展性疾病。认知障碍患者存在的主要症状（第5页）和因人而异的认知障碍型精神和行为障碍为中心的周边症状（第6页）会混合出现。

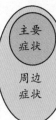

= 注意力、理解力和判断力下降，难以进行有序活动，出现实行功能障碍。
➡用餐时主要是在用餐的过程中会出现问题，误吸和窒息的风险很高。

= 幻觉、妄想和抑郁等精神状态以及由此引起的活动障碍。
➡用餐时主要是在用餐诱导过程中会出现问题。发生注意力分散或把餐盘的花纹看成虫子而拒绝用餐等。但是这些症状会随着时间和日期而变化，不是一直都会发生。

图 5-1　认知障碍的主要和周边症状

2）认知障碍和健忘的区别

如表5-1所示，两者之间有很大差异。如果说"不记得昨天晚餐吃什么了，完全忘了"的话，是没有问题的。但是，无论怎样说明都认为本来已经吃过的午餐没有吃，还大发脾气，因此多次提出要吃午餐时，就怀疑是认知障碍了。罹患轻度认知障碍的人，既不

表 5-1　认知障碍的记忆障碍和健忘的区别

认知障碍的记忆障碍	健忘
忘记体验过的事情	忘记体验过事情的一部分
忘记用餐本身	忘记吃了什么
不会觉察到自己遗忘了事情	能觉察到自己遗忘了事情
具有进展性，给生活带来不便	根据年龄增长，遗忘次数会逐渐增加

是正常状态也不是认知障碍，主要也会表现出记忆力下降的现象。这样的人群占全日本高龄人口的 13%（2010 年）。在此阶段早期发现并进行预防是极为重要的。

2 认知障碍不同类型的症状和应对处理方法

认知障碍主要有四种类型（表 5-2），类型不同，在用餐时也会出现各种各样的症状。

表 5-2　认知障碍的主要类型

认知障碍的类型	症状
①阿尔兹海默病型	记忆障碍，不知道时间和地点的辨识障碍，判断力和理解力下降
②路易体型	幻想和妄想，像帕金森病那样手脚僵硬，症状在一天之内发生变化
③前头侧头型	自制力下降，人格发生变化，社交能力下降，对疾病的认识下降
④脑血管型	脑血管疾病后 3 个月以内认知障碍发病，并且认知功能呈急剧阶段性恶化

1）阿尔兹海默病型

• 吃了多次还是忘记用过餐或是生气地说"没有给我饭吃"（发作性记忆障碍）。

➡ ×"你不是已经吃了吗"这样的否定回答是不可取的。

因为完全忘记用过餐这件事，患者带有厌烦的情绪，认为"这个人在撒谎"，这会破坏患者与护理人员之间的信赖关系。

➡ ○"现在正在做饭""请再等 30 分钟""在饭做好前先吃块糖吧"等等。

像这样做出具体的指示，给一些点心或是茶水缓解空腹感的话，患者过一会儿就会安定下来。

•变得无法做饭、购物，或者搞不清用餐动作的方法和顺序（实行功能障碍）。

➡因为患者难以全面地思考问题，因此每一步操作都应该简单明了。在用餐时，应对餐具进行选择或是一口一口地递到患者手里（请参见第 97 页图 5-5，图 5-6）。

用语 | 实行功能障碍

　　在记忆力和判断力下降的双重作用下，变得无法在制定计划同时进行操作。无法做到一边想着配餐内容和冰箱里有什么东西，一边购物。会发生注意力完全被看到的东西吸引过去，而忘记了现在正在用餐；无法开始用餐；搞不清楚餐具的使用方法等现象。

•会把食物以外的东西放到嘴里或吃下去（异食；判断力、辨别障碍）。这种症状在额颞型认知障碍中也会出现。

➡ × 生气地说"不能吃"，这样的应对是不可取的。
　　患者对食物的判断迟钝，抑制不住强烈的空腹感，嘴里吸着或嚼着东西才能使情绪安定等原因都会引发这种症状。所以需要针对上述不同的情况做出应对。

➡ ○ "吃鱿鱼丝吧。"
　　对眼前只要有东西就会放到嘴里的患者，在他眼前不要放食物以外的东西是最基本的应对。无法抑制患者把衣服或手指放在嘴里时，可以在护理人员能够看到的范围内，给患者提供一些越嚼越好吃的鱿鱼丝或海带等食物，也可以尝试通过手工制作或运动等来改变其心情。

要点 | 异食

　　患者会有一些如咬毛巾或手指等独特的行为。笔者工作的机构里，还有患者把衣襟的线拽出来，把食堂墙壁的壁纸撕下来放在嘴里，也不吞下去，只是一直嚼着。问其理由，他回答说"就是想在嘴里吃点儿东西"。给患者提供了鱿鱼丝后，患者满意地长时间品尝着。后来又让患者做简单的贴纸画转换心情。这样的人，不让他做什么时他会很生气，吃毛巾不行吃衣服，吃衣服不行吃手指，会用不同的东西来代替。在这种行为成为强迫行为前，早期应对十分重要。

2）路易体型

• 把盘子上的图案看成是虫子而拒绝用餐（幻视）。

➡ × "那不是虫子，没关系的"，这种催促患者用餐的做法是不可取的。

对患者本人来说，他就是看到了虫子，如何说明解释都不会让他接受的。

➡ ○ "换一个盘子吧。"

使用没有图案的盘子就可以解决问题了。也有人把图案看成虫子却默不作声，让人无法知道其拒绝用餐的原因。如果了解是因为路易体型认知障碍产生幻视的话，也许就能够应对了。

• 一天中神志时而清醒时而糊涂（日间变动）。

➡ × 强制性定时用餐的做法是不可取的。

➡ ○ 错开用餐时间，让患者在神志清醒的时候用餐。

• 出现帕金森病的症状，无法自己用餐（肌肉僵硬、动作缓慢、手足震颤、表情僵硬）。

➡ 练习做手脚屈伸、身体前屈、站起坐下、步行等大一些的动作，以免关节僵硬、肌力减弱（请参见第 77~80 页的运动）。口周肌肉做"啊、咦、唔"等大幅度的运动，并发出声音很关键（请参见第 84~86 页）。

3）前头侧头型

• 反复吃同样的食物或者偏爱吃甜食导致短时期内有易胖的倾向（常同饮食行为、偏食）。食欲增加，食量增加（嗜好变化、自制力下降、对疾病的认识能力下降）。

➡ 这种偏食行为大多数会在半年左右改变，在偏食严重的时候营养也变得不均衡，因此要补充一些热量低的甜味剂或甜味的营养辅助品。

• 注意力不集中导致用餐中断，从座位上站起来四处走动（注意力障碍）。

➡ × 强行让患者坐下或一直提醒患者的做法是不可取的。

➡ ○营造一个可以集中精力一心一意用餐的环境。

　　首先，要找出导致不能专心用餐的原因。如果分神的对象是人的话，设置一人座席或面向墙壁的座席，用帘子围起来的居室也可以（图5-2a、b）。如果是声音的话，让患者在关闭电视的安静场所或是在身边只有护理人员一人，且只在适当的时候提醒的环境中用餐（图5-2c）。

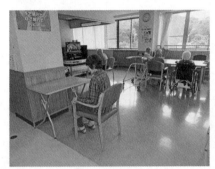 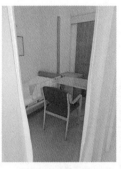 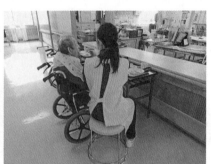

a. 一人座席　　　　　　　b. 帘子围起来的居室　　　　　c. 护理人员一人

图 5-2　环境调整

• 快速往嘴里扒饭，反复导致窒息或误吸（自制力和判断力降低）。

➡提醒的方式是无法应对的。要考虑避免往嘴里扒饭的护理方法和餐具（图5-3）。请注意，会多次发生因同一种食物而造成窒息。

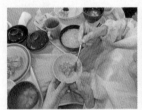 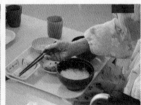 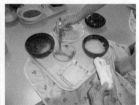 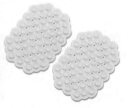

a. 一口一口地递给患者　　b. 用小勺子或筷子　　c. 提供容易吃的食物形态　　d. 用两面有吸盘的餐垫，将盘子吸附在桌子上。

图 5-3　吃饭太快和往嘴里扒饭的应对

4）脑血管型

根据脑损伤部位的不同而表现各异，容易出现脑卒中后遗症的认知障碍、失用以及手足和 / 或喉部的麻痹等合并障碍。

• 餐盘左侧的东西会剩下（左侧空间无视；图 5-4）。

➡ 提醒患者或是变换盘子位置。

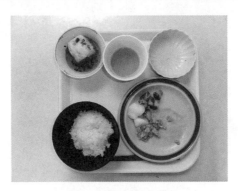

图 5-4　左侧空间无视

• 与食物的大小相比嘴张得过大，不能很好地用杯子喝水，不知如何吞咽（口面部失用）。

➡ 大多数此类患者在使用餐具时也会出现困难（观念运动失用）。可考虑将食物分为一口大小或者做成饭团以便于其食用。可以用吸管或注射器注入水［请参见第 98 页 "4）终末期阶段"］。

用语 | 失认、失用

在脑损伤引起的后天性障碍中，感觉障碍、运动障碍和意识障碍等原因不明。常见的失认有左侧身体失认（忘记左侧身体）。失用包括构成性失用（不能累积木）和观念运动性失用（不会使用肢体）（请参见第 26 页 "摄食吞咽过程中的失用、失认"）。

• 表现为口水增多，口腔中会发现大量残留食物（舌头和嘴唇瘫痪）。

➡ 加上认知障碍，症状会变得更加明显。需要进行吞咽体操以及嘴唇和舌头的运动（请参见第 84~88 页图 4-10~ 图 4-17）。

要点 探究行为障碍的原因

深入了解认知障碍的类型容易引起哪些症状,探究行动障碍出现的原因并考虑如何应对。

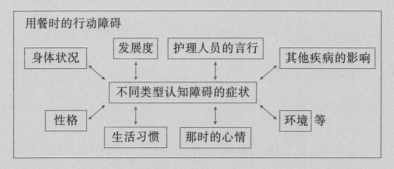

发现患者有"已经分发了配餐却没有想吃的样子"时,也许不是"因为重度的认知障碍"。

- 介意旁边的人
- 光线刺眼
- 穿太多觉得热
- 犯困
- 早起没有食欲
- 讨厌护理人员
- 看上去就不喜欢
- 看成了虫子

推测以上种种原因思考如何应对。

重要的是,不仅考虑是否能吃,还要考虑餐前应对和用餐方法。

3 认知障碍各发展阶段的症状和应对方法

认知障碍是一种进展性疾病,应该注意的是,症状会慢慢发生变化。

1)初期阶段

因认知障碍的类型不同,会出现各种不同的症状。用餐时,食物放入口腔前会发生很多问题(忘记已经用过餐、无法集中注意力等)。

2)中期阶段

变得使用餐具困难,对食物的判断也会变得似是而非。对用餐本身这件事需要护理人员提醒和诱导。在此阶段,需要做好看护的准备。同时可以充分利用图 3-54 至图 3-56 中介绍的餐具。最好提供患者熟悉的物品和可以减少输送距离能够顺利使用的餐具(图 5-5)。

出现异食、吃饭过快、往嘴里扒饭等窒息和误吸风险较高的症状时，要特别注意。考虑到因焦虑、压力、不适当的护理等二次因素，会导致出现妄想和具有攻击性、多动等各种周边症状，因此营造可以让患者安心生活的环境非常重要。

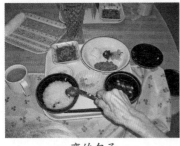
a.弯的勺子

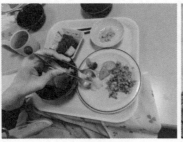
b.勺子筷子

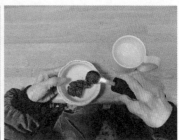
c.粗柄勺子

图 5-5　容易使用的餐具示例

3）末期阶段

因认知障碍类型不同而异的症状消失，吞咽功能本身受损，出现噎呛或用餐时间延长。这个阶段会出现食欲下降，不知道用餐方法，以及自发的动作减少等症状。由于自己用餐出现困难而需要护理（图 5-6）。为了预防误吸，需要考虑食物形态、用餐开始时如何自发动作等各种应对方法。误吸的风险也会增加，所以要认真应对。如何引导剩余的功能，能否进行"用餐支援"的护理等是重点。

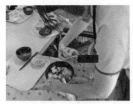
a.让患者手里拿着勺子，帮助患者往嘴里送食物，直到患者能自己开始吃东西

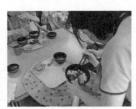
b.也有能用手抓着吃的人。为了预防窒息，要把食物分成一口的大小

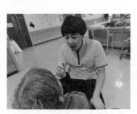
c.让可以模仿辅助者动作的人，模仿"啊"的动作

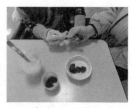
d.也有在辅助者把食物一口一口放到勺子里递到手里后能自己吃的人

图 5-6　敦促患者自己用餐时的应对

为了维持和改善认知功能，不能打乱患者的生活节奏，应适当地进行体操、运动以及趣味活动等。积极地生活可以让饮食活动更安全长久地进行（请参见第 100 页 "4 预防认知障碍进展的活动"）。

- 其他对策。
- 考虑用黑的食物器皿盛上白米饭，从视觉上更容易认知。
- 考虑增强味觉和嗅觉，开始用餐时，提供醋拌凉菜、水果、甜食、喜好的食物等，或者添加香辛料或柚子。

- 考虑改善用餐环境，与能够积极用餐的人坐在一起，带动患者用餐。
- 对于有咬勺子等危险动作的人，考虑让其使用硅胶勺子等特殊餐具。

4）终末期阶段

意识水平下降，因为呆滞导致口腔内食物的吞咽时间变长。改善意识水平的方法请参见第 42 页。

其他还要考虑更好地进行口腔内管理、调整姿势（图 5-7），使用辅助食物输送的餐具（图 5-8），直接刺激本人（图 5-9）等应对方法。

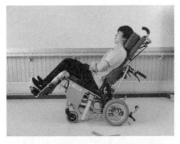 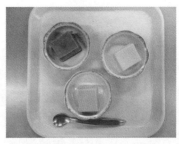 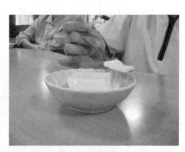

a. 放倒靠背，使食物更容易通过咽喉（请参见第 54 页"要点 / 躺式护理轮椅"）。

b. 不能很好地用餐时，可换成营养辅助食品（请参见第 69~70 页 图 3-60~ 图 3-62）。有时可通过冷的食物刺激促进吞咽

c. 用勺子将果冻切成薄片状（请参见第 60 页"要点 / 片状果冻"）。

图 5-7　不能咽下食物时的应对

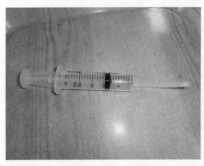 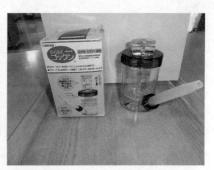

a. 注射器套上软管

b. 用轻松咽下器把粥和搅碎食物送到患者舌根的餐具

图 5-8　食物输送的辅助餐具

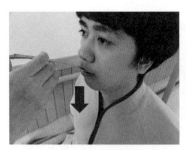 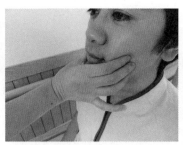 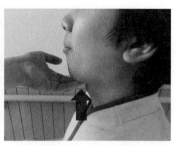

a. 轻轻把勺子放入嘴里，下压舌头中央，这样能够诱导从口腔向咽部的输送。注意按压力度不能太大而导致患者头部前屈

b. 没有义齿的患者，护理人员可用双手捏住其两颊轻轻按揉，增加口腔内压力，刺激唾液腺，诱导食物输送

c. 当下颌柔软部分变硬时，舌头向下挤压，口腔内的空间还留有食物。尝试用手指指腹将其上推。舌头上抬，诱发食物输送。注意上推力度不能太大而导致患者头部后仰

图 5-9　无法吞咽食物时对患者本人的刺激方法

> **要点**｜使用辅助食物输送餐具时的注意事项
>
> 　　如图 5-10 所示，护理人员将吸嘴插到患者的舌根送入食物，一口量和吸嘴的插入位置很重要。不能随意地放入食物，必须统一操作标准，让全体护理人员确认"一口量是这么多""把食物放到哪个位置比较好"。

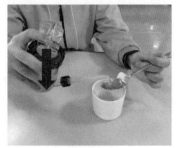 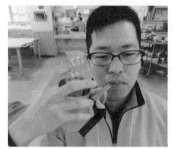

a. 确认右手的按压力度多大时能按出适当的一口量

b. 左手慎重地把吸嘴插入患者的口腔内，在良好的位置按下活塞，把吸嘴里的食物注入口腔

图 5-10　使用轻松咽下器往口腔输送时的注意事项

> **要点**｜无法咽下时
>
> 　　食物在嘴里冷下来或变得温润，和人的肌肤温度一致时，不容易诱发吞咽反射。在不能咽下时，轻柔地将勺子取出，重新给患者一口食物。

　　这个阶段，患者很难把自己的不适表达出来，因此健康管理成为最重要的课题。全身性状况恶化会导致用餐中止。脱水、便秘、营养不良以及口腔问题也会使患者的全身状况恶化。因此日常就要熟悉患者平时的样子。

5）能否经口摄食的最终判断

最终判断"用餐还能维持到什么时候"的时刻到了。

经口摄食的好处是保持口腔和喉头的功能、维持口腔的自我清洁性。虽然言语和行动减少了，和家人一起用餐是很愉快的事情，但是一定要注意不能引发肺炎。

做到"避免误吸，即便发生误吸也要避免引发肺炎"，要致力于以下几点。

①彻底的口腔护理。

②提高全体护理人员饮食护理的知识和技能。

③用餐时的姿势管理。

④选择适当的食物形式和数量。

⑤身体状况管理。

⑥保持体力（保持坐姿的时间、呼吸管理等）。

⑦改善营养状况。

要充分向家属说明随着认知障碍的进展，患者的现状和误吸的风险，共同决定未来的方针（包括选择胃造瘘）。

4 预防认知障碍进展的活动

给不同年代的人安排其所熟悉的日常活动、学习活动和游戏。通过对入住机构者进行问卷调查，把握其熟悉的活动。

1）个别活动

选择患者熟悉和喜好的、并能持之以恒的有意义的活动（图5-11）。

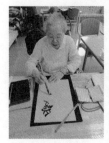 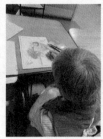 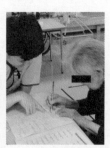 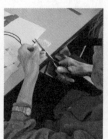 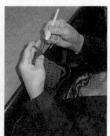

写毛笔字　　　　　涂色　　　　动脑筋游戏　　　　剪纸画　　　　　织毛衣

图5-11　预防认知障碍进展的活动

用语 有意义的活动

让患者做一些感兴趣、以前做过、有趣味性、做起来感到很有趣等对他来说有意义的活动，对预防认知障碍有一定的效果。能够忘却烦恼和感到快乐的活动只有本人可以体会。能够让患者想起对他有意义的活动，并重新去做十分重要。做想做的事，创建能够有益于健康和满足意愿的良好循环。

2）利用程序记忆的活动

对于程序记忆来说，重度认知障碍的患者很难做手工，但是也有适宜他们的运动。

（1）扔小布袋（图5-12）

方法：准备好两个小布袋，在数数、唱歌或踏步的同时扔小布袋。两个活动一起做更能够刺激大脑。这个活动使全身都能运动，并且可以调整呼吸。

效果：能够集中注意力，促使四肢运动，维持体力和情绪。

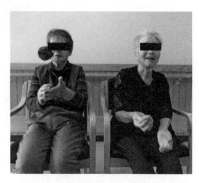

图5-12　扔小布袋

用语 程序记忆

程序记忆是长期记忆的一种。像骑自行车和弹奏乐器等活动，通过反复学习和练习学会的技能和技术，是所谓的"用身体记住"的状态。

（2）打算盘（图5-13）

小时候学习过打算盘的人很多，男性也比较容易接受。有不少人不会笔算，但是看到算盘也会去拨弄。

效果：虽然不是全身运动，但是能够练习手指的细微动作和身体前倾的姿势，能够提高注意力。另外，写字也对脑力有所刺激。

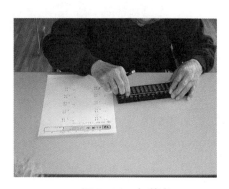

图5-13　打算盘

（3）抢卡片（图5-14）

和扔小布袋一样都是非常受欢迎的活动，可以分组活动。

方法：指定一个人朗读卡片。卡片的数量可根据情况增减。

效果：提高注意力，促使与他人互动，保持前倾姿势，促进发声等。

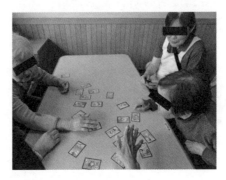

图 5-14　抢卡片

3）唱歌

由于大脑支配唱歌的领域和说话的领域不同，因此即使是失语的人也可以唱歌。

方法：不同于普通的唱歌，在唱歌的同时跳舞，或慢慢读歌词、改变节奏等。"笼中鸟""两人的酒""星影华尔兹""夫妇春秋""山茶花的夜"等歌曲很受欢迎。

效果：促进发声，调整呼吸和提高情商。

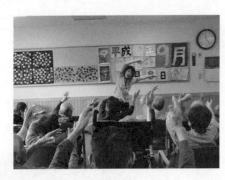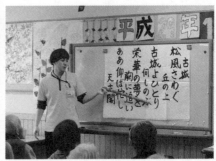

图 5-15　唱歌

要点　欢快的活动

　　能让人欢快的活动也会对人的欲望和兴趣产生很大影响。因此上述活动都是可以积极采纳的活动。这些活动有维持和改善获得日常生活节奏、咽下需要的体力，身体前倾的姿势及集中注意力的作用。使用道具能够改善使用勺子和筷子等用餐动作。智力游戏和与他人交流也可以预防认知障碍的进展。

【参考文献】

[1] 東嶋美佐子：認知症に伴う摂食・嚥下障害への対応. 摂食・嚥下障害への作業療法アプローチ（東嶋美佐子編）, 医歯薬出版, 2010, pp241 － 251.

[2] 小川敬之：定義と分類・症状. 認知症の作業療法（小川敬之ほか編）, 医歯薬出版, 2009, pp43 － 54.

[3] 福永真哉：認知症・高次脳機能障害がある時の食事介助. 第 4 分野摂食・嚥下リハビリテーションの介入Ⅱ 直接訓練・食事介助・外科治療（日本摂食・嚥下リハビリテーション学会編集）, 医歯薬出版, 2011, pp84 － 92.

[4] 小谷泰子：嚥下機能評価のポイント. 認知症患者の摂食・嚥下リハビリテーション（野原幹司編）, 南山堂, 2011, pp28 － 33.

[5] 野原幹司：食事支援. 認知症患者の摂食・嚥下リハビリテーション（野原幹司編）, 南山堂, 2011, pp69 － 92.

[6] 渡辺展江, 佐藤範幸：高齢者領域における和の作業療法. 作業療法ジャーナル 46（10）： 1282 － 1286, 2012

第 **6** 章

让我们来学习饮食护理吧

1 提高护理人员的饮食辅助技能的目的

预防误吸，安全用餐很重要。辅助饮食时，辅助者和被辅助者要协同操作；在应对被辅助者的同时，辅助者也要提高饮食的辅助技能。

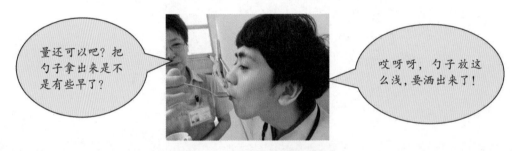

量还可以吧？把勺子拿出来是不是有些早了？

哎呀呀，勺子放这么浅，要洒出来了！

图 6-1　饮食辅助体验的状况

（1）被辅助者的情况

需要辅助的人大都是认知障碍正在进展中、因吞咽功能下降而容易发生误吸的人。因此，不适当的辅助会增加饮食的难度和打消患者对饮食的积极性，导致陷入噎呛增多、用餐时间过长的恶性循环。

（2）辅助者的情况

有些辅助者在学校和工作中学习饮食辅助技术的机会很少，缺乏应对多种问题的实际经验。这样也许会因为不适当的辅助造成恶性循环。

例如，对于使用勺子的饮食辅助和使用杯子的水分辅助，不仅需要具有摄食吞咽的相关知识，而且还必须掌握安全的用餐辅助技术。在本章中，我们将技术从"让患者用餐的辅助"上升到"帮助患者用餐的辅助"的层次。

2 用餐辅助技术的要点

1）喂饭者和吃饭者的位置关系

对食物从嘴里溢出或者出现噎呛的患者要多加注意。首先在从正面或侧面能看到口腔的位置，并能够很好掌握患者的坐姿，将勺子从正对患者的口腔方向放入。这样做的话，用餐辅助很少会失败。

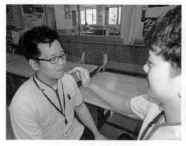
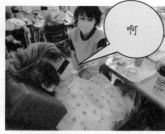
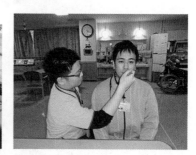

a. 从正面进行辅助　　　　b、c.能够看到患者口腔，从侧面进行辅助

图 6-2　和被辅助者之间的优良位置关系

（1）从正面辅助时

● 因为互相能看到对方，也许会给患者带来紧张感，但要有眼神交流。

在不影响用餐的情况下，谨慎地交谈或面带微笑的应对，能给患者心安的感觉，容易让其集中注意力用餐。也有人能够模仿辅助者张开嘴说"啊——"时的动作。

● 能够清楚看到患者的口腔内是否有食物残留，有利于掌握喂入下一口的时间。

● 方便将勺子以竖直方向放入患者的嘴里。

（2）坐在侧面辅助时（图 6-3）

● 因为没有面对面，所以不会给患者带来紧张感。

● 适用于可以自己饮食或只需要看护的人，或需要辅助而能顺利饮食的患者。

● 不注意的话很不容易将勺子以竖直方向放入患者口中。

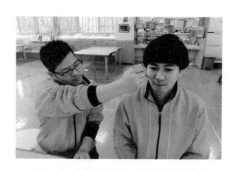

● 不容易把握下一口的喂饭时间。

● 对需要慎重辅助用餐的患者采用侧面辅助时，要考虑和患者的位置关系（图 6-2b、c）。

图 6-3　难以看到口腔的侧位辅助

（3）辅助不良的示例

护理人员站立辅助（图6-4）。

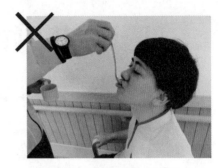

• 缺点是将勺子从嘴里抽出时，患者的头部容易被带着向上仰起。

• 患者颈部被拉着向前伸展，会阻碍喉头上抬的动作。

• 食物容易掉入咽喉深处而引发噎呛。

图6-4　辅助者站立辅助

2）用勺子进行辅助

（1）一口量

通常一口量是指小勺子一勺的固体食物（图6-5的中间图）。

• 如果一口量较少，难以引起吞咽反射，使食物吞咽变得困难。

• 相反，如果过多，则有引发窒息和误吸的风险。

图6-5是笔者工作单位的人员自己吃东西时无意识舀起的一口量。由于性别、体格、性格和习惯等不同，像这样自己认为的一口量因人而异。所以，有必要根据患者过去的误吸病历和口腔大小等来做出适当的判断。

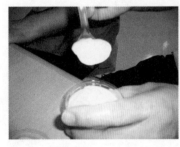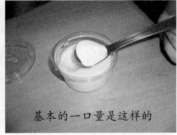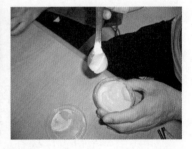

基本的一口量是这样的

图6-5　一口量因人而异

（2）勺子的方向

对准口唇中央、竖直方向（图6-6）。

①从正面辅助时。

拿勺子的方法如图6-6右图所示。

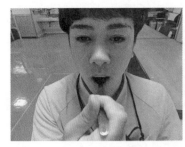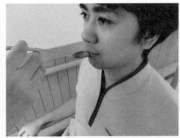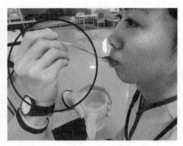

图 6-6　从正面辅助时勺子的方向和用法

②从侧面辅助时。

要有"竖直方向"的意识，根据辅助者的位置，勺子的用法如图 6-7 所示。

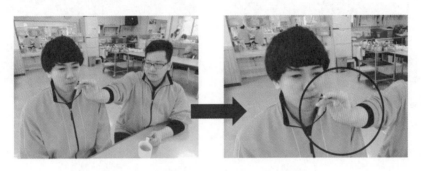

图 6-7　从侧面辅助时勺子的方向和用法

辅助不良的示例

勺子的方向是横向或是斜着的话（图 6-8），勺子很难顺利进入口腔，食物落在舌尖或是舌下，无法顺利地输送到口腔里面。但是对于液体状食物和只能小口吃东西的人，为了让他们能含住勺子，勺子横向是妥当的。

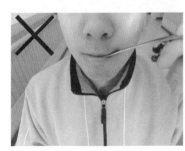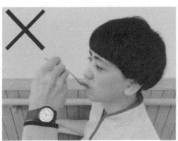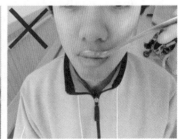

从横方向　　　　　　　　　　从斜上方　　　　　　　　　　从斜方向

图 6-8　错误的勺子方向

（3）勺子在口腔中的位置（放置勺子的位置）

①查看口腔内的样子，确认舌头位置。

当患者张开嘴想吃东西时，通常是舌头以舌尖为支点顶在下前齿上，后方凹陷做好接受食物的准备（图6-9）。记住把勺子的前部沿着这个凹陷部分放入。

②用勺子轻柔地下压舌头中间往前的部位（图6-10）。用的勺子比较大时，可将勺柄的连接处放在下唇的中央。

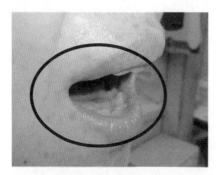

图6-9　想吃东西张嘴时口腔内的样子

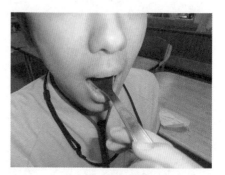

图6-10　勺子的位置

> **要点** 向下压舌头
>
> 　　对舌头向下施加压力是促使嘴唇闭合、启动咀嚼。所以在辅助时要有意识地去进行这个动作。

③应用：舌头后缩的情况（图6-11）。

因未安装义齿，上下嘴唇会向内侧凹陷，舌头会往后缩。这时，如果食物落到舌头的下面，要将食物移动到舌头上面，再形成食团，这个动作对于患者来说十分困难。这时，在图中标有星号的地方放上勺子，一边下压一边把勺子往前推。

④应用：食物是热的情况（图6-12）。

如果是稀饭，不要将整个勺子都放在嘴里，而是放在下唇上，让患者用上唇调整勺子，自己送进嘴里。如果突然把勺子都放进去的话，患者有可能会被烫伤。这时，不要将勺子浅浅地放在嘴里，要让下唇支撑着勺子，让患者能够用上唇获取食物。

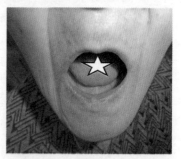

图6-11　舌头后缩的情况

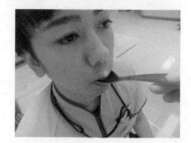

图6-12　食物是热的情况

图 6-13 是健康者无意识吃东西的样子。特别是对于果冻类的软质食物，多数人在将勺子竖直方向放入嘴里时，会停留在从舌头中间往前的位置。有把整个勺子头放进嘴里的，也有不将整个勺子放入嘴里的人。辅助饮食时，要确定患者口腔的大小和上唇获取食物的能力。也有如右侧图那样倾斜勺子送入位置较浅的人。但是在辅助饮食时，这样会因为勺子难以进入口中而感觉不适。

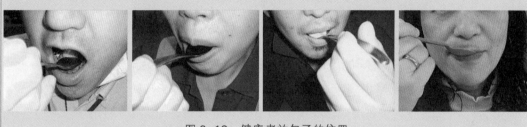

图 6-13　健康者放勺子的位置

辅助不良的示例

勺子放入过浅的辅助饮食是不可取的。

被迫用上唇获取食物、颈部格外前伸（图 6-14）的动作会导致疲劳，且容易引起噎呛。让患者能够用上唇顺利地获取食物，将勺子放在从舌头中央往前的位置是重点。

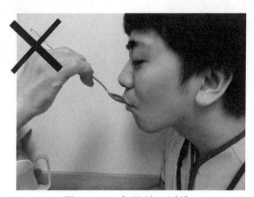

图 6-14　勺子放入过浅

（4）取出勺子的时机

当患者用上唇含住勺子，上下唇完全闭合时，慢慢地水平滑动取出勺子（图 6-15）。

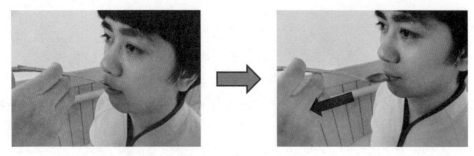

图 6-15　取出勺子的时机

辅助不良的示例

把勺子快速放入、快速取出的辅助是不可取的。

嘴唇尚未闭合前就取出勺子，为了不让食物洒落，护理人员就会在患者上唇刮擦勺子。长此以往的话，就会形成患者不会用上唇获取食物，面部被勺子带着上仰，在嘴唇不闭合的状态下咀嚼不充分等危险状况（图 6-16）。

食物从嘴里溢出的情况也会增多。因此，有的辅助者会一次次地用勺子把嘴唇周围的食物刮干净（图 6-17）。这会让被辅助者感到十分不舒服。建议用湿毛巾或纸巾轻轻地按压将其擦去。

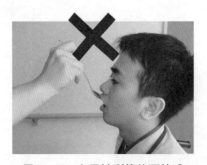

图 6-16　上唇被刮擦的不快感

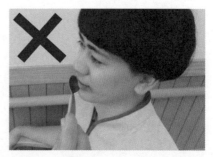

图 6-17　用勺子在嘴边刮擦的不快感

3）水分辅助

高龄者的水分一口量与勺子的一勺差不多，约为 10~15mL。

（1）用勺子辅助饮食的方法

在机构中，水分大多被调成芡汁，然后用勺子辅助摄取。即使是被做成芡汁，但仍算作是水分，一口量是勺子的一勺。如果水分辅助使用的是约 5mL 的小勺子时，水分的量比平时少，不能形成食团，吞咽也会变得困难。容易出现噎呛的患者，或者无法张大嘴的患者，可以少量补给。但是对容易疲倦的人，用一般勺子来补给水分，用小勺子舀固体食物则比较妥当。

要点 | 水分辅助

　　喝 180mL 水，15mL 的勺子要喂 12 次，5mL 的小勺子则要喂 36 次。虽然少量的水难以吞咽，也要坚持这么多的次数直至喝完。笔者工作的机构中，女性人员喝完一杯水要用 10 口，男性职员只需要用 6 口。

（2）用杯子辅助

　　适用于无噎呛的人群，为了能让被辅助者更进一步使用口唇调整水分流入的速度和数量，应慎重的进行辅助（图 6-18）。

　　①首先，将杯子的边缘稳定地放在患者的下唇上，把杯子倾斜到上唇中央能够接触到水面。

　　②当上唇接触到水面时进行以下操作。

　　•当饮品温热时，因为患者自己能够调节流入速度和数量进行吞咽，保持现有状态，无须辅助者协助其将饮品倒入嘴里。确认已吞咽后，再次倾斜杯子让患者喝下一口。

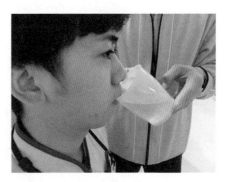

图 6-18　用杯子补充水分的辅助

　　•当饮品较凉时，观察患者的上唇动作和吞咽动作，一点一点地将饮品倒入嘴里。

辅助不良的示例

　　注意不要把杯子放在牙齿上，以免患者无法用嘴唇撑住杯子。

4）吞咽的确认

（1）确认要点

　　•顺利地从口腔输送到咽喉了吗？有没有几次都没咽下去？

　　•食物是否一直含在嘴里？吞咽需要多长时间？

　　•是否一直在咀嚼而不吞咽？

　　•是否需要仰头吞咽？

　　•是否有食物从口腔溢出？

（2）食物长时间含在嘴里不吞咽的情况

　　①原因

　　食物没有咬碎而一直咀嚼时，食物混在舌头中央集中，不会随着舌头的动作送到里面去，甚至发生无法输送的情况。

②怎样做才好

• 使用糊状或果冻状等易于吞咽的食物。

注意不要将果冻切成小碎块而是切成薄片放在嘴里（请参见第60页"要点／片状果冻"）。

• 将轮椅改成躺式护理轮椅，并放倒靠背调整姿势（请参见第54页"要点／躺式护理轮椅"）。

• 调整一口量。要适当考虑一口量的多少（请参见第106页"（1）一口量"）。

（3）从口腔内输送的食物，一部分滞留在喉部没有完全进入食管

①症状和原因

从声音嘶哑、喉咙里有痰音（请参见第19页"用语／痰音"）、呼吸紊乱等症状可以判断出来。喉部只要有少许食物残留就会对声带有影响。因此，必须时常让患者在嘴里没有吃东西时空咽唾液发出"啊——"的声音，或是询问时判断患者回答时的声音，确认其声音是否有变化（图6-19）。

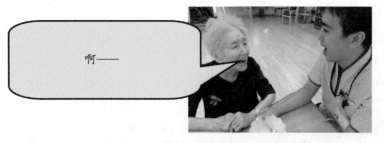
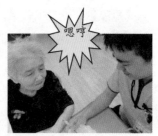

啊——

嗯哼

图6-19　喉部是否有滞留物的确认及应对

②怎样做才好

• 大声地咳出来或者大喊"啊——"（图6-19）。

• 嘴里没有食物的情况下，空咽几次（多次吞咽）。或是边咽边点头（点头吞咽）。

• 水分和固体食物交替咽下（交替吞咽）。

• 偏瘫的人因为瘫痪侧喉部被牵拉，将脸转向瘫痪侧进行吞咽，可以防止食物滞留。

进行上述动作后，再次确认声音的变化或呼吸的变化。恢复清晰的声音，呼吸平稳后再吃下一口。如果每餐都有声音嘶哑，请使用前面 "（2）食物长时间含在嘴里不吞咽的情况"中叙述的方法进行处理。

5）食物残渣的确认

用餐中或是用餐后，在嘴唇和牙龈之间、面颊的内侧和口腔内留有食物残渣。

为什么会留有食物残渣呢？

①咀嚼阶段存在问题。

②口腔内做成食团阶段存在问题。

③做成的食团往喉部输送阶段存在问题。

④以上多种问题都存在。

怎么做才好呢？

①咀嚼阶段的问题

可能是食物的大小和形态不适合，请考虑食物形态（请参见第 59 页"要点／食物形态"）。

②食团形成阶段的问题

• 切碎的食物很难形成食团。需要混在做成芡汁的汤里或是不切碎做成糊状（凝胶状）进行调整。

• 果冻切成小碎块则很难形成食团。请切成薄片状。（请参见第 60 页"要点／片状果冻"）。

③往喉部输送阶段的问题

• 轮椅使用躺式护理轮椅，放倒靠背调整姿势（请参见第 54 页"要点／躺式护理轮椅"）。

• 使用往喉部输送食物的餐具（请参见第 99 页"要点／使用辅助食物输送餐具时的注意事项"）。

④餐后的对应

刷牙或漱口以清除食物残渣（请参见第 73 页"④彻底进行口腔护理"）。如果不处理食物残渣的话，餐后回到床上就寝时会有误吸或窒息的风险。并且食物残渣会引起细菌繁殖，导致牙周炎或增加误吸时发生肺炎的风险。特别要注意，偏瘫侧脸颊的内侧和义齿也会留有很多食物残渣。

6）关于用餐必须要做的事和不能做的事

①用餐中"舒适正确的姿势"是最基本的。

➡ ○用餐时一定要确认坐姿是否端正，并矫正坐姿。

➡ ×坐姿不良和躺式护理轮椅放倒角度在 30° 以下时禁止饮食。

②在用餐中和用餐后，必须让患者发出"啊"的声音，确认喉部没有滞留的食物。

➡ ○确认"啊"的发音，如果声音嘶哑，使用让患者用力咳嗽、将水分和固体食物交替吞咽、多次吞咽等方法，直到患者的声音变得清晰，再吃下一口。

➡ ✕ 声音嘶哑时，继续让患者进餐会导致误吸。

③没有学习技术就进行辅助

➡ ○提高护理人员的一口量、勺子的进入方法和时机等饮食辅助技术，做到安全用餐（请参见第 105 页"2 饮食辅助技术的要点"）。
• 误吸风险高的人、有不良习惯的人，需要学习过辅助技能的人员进行辅助。
• 食物形态要与食团形成的功能相符，难以适合时，首先要降低食物形态（请参见第 59 页"要点 / 食物形态"）。

➡ ✕ 不当的辅助会让患者疲劳，打消用餐的积极性，发生用舌头顶出勺子、咬勺子、不张嘴等情况。额外延长用餐时间，缩短了患者能用餐的时期。

④噎呛限于 3 次。

➡ ○• 笔者工作的机构，迄今为止没有发生问题。如果有连续的噎呛发生，只要 1 餐中有 3 次噎呛出现，就会停止用餐。制定一个无论谁都可以判断的标准十分重要。
• 即使没有噎呛也必须了解需要注意的噎呛症状。

➡ ✕ 不能抱有"必须要让患者全部都吃完"这样的主观臆断。让全体人员都知道误吸的严重性。

⑤彻底刷牙。

➡ ○• 必须要意识到刷牙可以预防误吸（请参见第 71 页"5-8 口腔内的卫生状况如何"）。
• 对护理预防、认知障碍预防等相关各种问题都有预防作用。希望能够认真对待。

➡ ✕• 也有因不经意使机构全体人员没有贯彻实行而导致护理不彻底的报道。

综上所述，用餐时：①要采取舒适安全的姿势；②从"啊"的发音确认咽喉是否干净；③如果有 3 次噎呛的话应中止用餐；④要进行细致周到的护理；⑤餐后要彻底刷牙。另外，还要注意上床就寝时预防误吸的姿势。

3 护理人员之间的学习会

1）为提高护理人员的技术，应该在机构内举办学习会

一定不要忘记需要用餐辅助的人中，有容易噎呛的人，失败的辅助有引发吸入性肺炎的风险。

必须反复举办全员学习会，强调不能因为"没有噎呛而且自己能吃，不需要辅助技术"就随意让患者自己吃，而是要"适当地辅助患者进餐"。一次失败带来的影响极大，所以要提高所有人员的饮食辅助技术。

这里以本机构学习会使用的资料为基础，向大家做进一步说明。护理人员可以实际进行操作，互相给对方喂饭，谈感想，让辅助技能超过一般标准。

①从实际上对自己吃东西的感觉有所认识。

看着镜子确认自己吃东西时视线、舌头、嘴唇、下颌和咽喉的动作（图 6-20）。

• 用勺子。

• 用杯子。

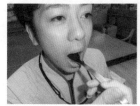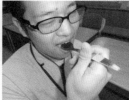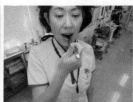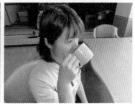

图 6-20　确认自己的动作

要点 | 确认自己的饮食方法

• 首先要有意识地体验自己是怎样吃东西的。即使是在没有意识到的时候，也会注意将勺子以竖直方向放入嘴里，用勺子向下压迫舌头。

• 了解自己机构中勺子的口感十分重要（请参见第 65 页"要点/关于勺子"）。确认实际吃饭时勺子的位置和下压的状态。

②实际操作尝试给别人喂饭（被辅助者不动不说话）。

"从正面"和"从侧面"进行辅助。

辅助者：喂饭的时候有没有感觉困难的地方？

被辅助者：被人喂饭时有没有不舒服的感觉？

- 勺子的大小、口感。

- 勺子放在嘴里的位置和角度。

- 拿出勺子的时机。

- 一口量。

- 杯子倾斜的情况。

- 水分的一口量。

- 用餐进行的速度。

要点 给别人喂饭

　　应该了解给别人喂饭时，勺子的位置和角度稍有不同的话，对方就会有很大的不适感。所以要认真对待，慎重辅助。

---

③和做模特的人交谈，练习到问题能够得到解决为止（图6-21）。问题解决后，辅助者和被辅助者相互交换。

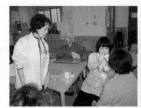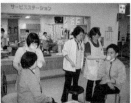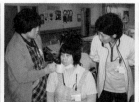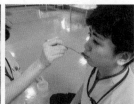

图6-21　辅助练习

要点 反复进行辅助练习

　　换不同的人反复进行练习，了解自己的习惯，掌握其中的技巧。

2）迎接挑战，对预想内容的应对

①"不清楚一口量的多少"［请参见第106页"（1）一口量"］。

具体：一口量多和少的问题。

应对：了解普通的量（固体食物一小勺），根据被辅助者的体型变化。

②对在舌头的哪里放勺子感到不安［请参见第108页"（3）勺子在口腔中的位置"］。

具体：勺子位置的深浅。

应对：舌头中间往前的位置。

③掌握不好勺子放入嘴里和拿出的时机［请参见第109页"（4）取出勺子的时机"］。

具体：放进和拿出太快。

应对：注意舌头上的勺子，等到上下唇闭合时抽出勺子。

④不知道用餐的速度。

具体：一次一次地放入食物。

应对：确认被辅助者咽下后，配合他张嘴的空当放入下一口食物。

要点 | 张嘴的空当

辅助者着急"赶快吃"、一次往嘴里放入大量食物，不仅会增加窒息和误吸的风险，最终会造成患者拒绝张口、用舌头把勺子推出来等行为。选择容易吃的食物形态，放适量在勺子里，让患者看到，碰触其下唇，在张嘴的空当，敦促患者用上唇抿住食物。

⑤咬到勺子。

具体：勺子横向或是斜着放入。没有在适当的时候抽出勺子［请参见第109页"（4）取出勺子的时机"］。

应对：•估计是勺子横向或是斜着放入时，勺子的弧度不适合口腔，勺柄部分碍事，患者会咬到勺子。也有勺子没有放到患者舌头或下唇上，而是放到了牙齿上的情况。要把勺子正对着嘴放入。

•口腔内过敏的时候，试着使用硅胶制的软一点的勺子。

要点 | 辅助时的审查重点

①一口量。

②勺子的位置。

③勺子放入和抽出的时机。

注意以上3点，进行细致周到地辅助，让患者感到能够轻松进餐。

3）了解误吸的症状（需要注意的症状）

用餐中的观察要点如下。出现这些症状时误吸的风险很高，需要格外注意。

不能漫不经心地继续辅助，要做好各种应对。

①声音变得嘶哑或痰音。

原因：声带或喉头有食物滞留。

应对：让患者喝水或使劲咳嗽，待其声音清晰后再给下一口食物。

②有时会被呛到。

原因：疑似误吸。

应对：有 3 次严重的噎呛时，中止用餐。

③口腔内食物残留，一口食物几次才能咽下。

原因：食团的形成和输送困难。

应对：需要变换食物的形态和放倒靠背。

④吞咽时鼻子会发出声音，或是食物从鼻子里逆流出来。

原因：软腭上抬不充分，食物从鼻子逆流出来。

用语 软腭上抬不充分

　　如第 8 页图 1-4 所示，吞咽时软腭上抬隔断鼻腔和口腔的空气流通。因为脑卒中导致的喉部瘫痪使软腭无法上抬，鼻腔漏气发出声音或是食物从鼻子逆流出来。食物往喉头流入的力量减弱，容易造成误吸。

应对：强化软腭上抬的力量，进行反复发声或推墙发声等练习［请参见第 85 页 "6）用于发声的口腔和面部体操"］。

4）再次确认辅助者必须做和不能做的事情

全体护理人员再一次确认第 113~114 页 5 个项目的内容，并贯彻执行。

①调整姿势。

②一定要确认 "啊" 的发声。

③注意细致周到的辅助。

④统一认识：噎呛的限度为 3 次。

⑤用餐后要仔细地刷牙。

5）了解自己机构中关于饮食的良好措施和不足之处

掌握入住机构者的现状，将哪些措施良好哪些措施不足作为课题研究。

•平均护理度是多少？

•认知障碍的水平怎样？

计算出认知障碍高龄者日常生活自立度所占的比例。

用语 认知障碍高龄者日常生活自立度

　　日本照护保险制度中需要护理的判定标准。

　　1 级：患有某种认知障碍，但家庭的日常生活和社交都能自立。

　　2 级：有给日常生活带来不便的症状，行动和沟通上多少有些问题，但是在别人的关注下，能够自立。

3级：有给日常生活带来不便的症状，行动和沟通有问题，需要护理。

4级：有给日常生活带来不便的症状，行动和沟通频繁出现问题，需要常时护理。

M级：有显著的精神症状和行动问题，或是出现严重的身体疾病，需要专门的医疗护理。

（根据2006年4月3日发布的老发第0403003号《关于适用"痴呆老人的生活自立度判定标准"》进行部分修正）

□ 关于用餐动作

• 完全没有问题，能够自立的人有几位？

• 能够自己使用准备好的围裙和勺子、特殊餐具等自助餐具用餐的人有几位？

• 不能开始用餐和往嘴里扒饭，需要看护和提醒的人有几位？

• 在安静的能够集中注意力用餐的环境中，需要更换餐具等环境调整的人有几位？

• 自己不能用餐，需要辅助的人有几位？

□ 关于吞咽能力

• 吃米饭、常食，没有问题的人有几位？

• 吃米饭、常食，对噎呛或窒息需要看护和提醒的人有几位？

• 吃软饭、软菜的人，使用芡汁或糊状食物的人，鼻饲的人各有几位？

□ 关于营养状态

有营养不良的人有几位？

例如，笔者所属的机构2017年11月的状况是，平均护理度为2.6，需要护理的为4.5，其中重度的人为23%，认知障碍日常生活自立度3级以上为46%。用餐动作的辅助量、吞咽能力和营养状态请参考图6-22。

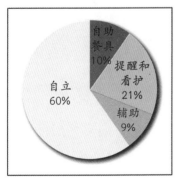

a. 用餐动作

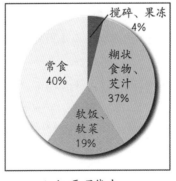

b. 吞咽能力

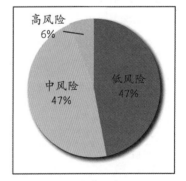

c. 营养状态

图6-22 本机构关于摄食吞咽能力和营养状态的情况（2017年11月）

综上所述，本机构的问题总结如下。

①瘫痪在床的人较少，可以行走和用轮椅活动的人较多。

➡ 提供日间活动，让患者能拥有充满活力的生活。

②因为认知障碍在生活上需要提醒和辅助的人占半数以上。

➡ 认知障碍给用餐动作和吞咽带来影响的可能性极大。

为了预防认知障碍的进展，需要在日常活动中多准备几种适合认知障碍水平的运动。

③需要相关用餐动作使用自助餐具、要看护和提醒、进行环境调整等辅助的人合计约为40%（图6-22）。

➡ 需要形成完善的提醒、看护体制，备齐各种各样的餐具。

④有吞咽能力问题，需要使用增稠剂和吃糊状食物的人有37%，出乎意料的多（图6-22b）。

➡ 这些是需要对姿势调整、吸入性肺炎的担心程度在中等以上、吞咽能力下降的人群。

餐前的姿势矫正和提高用餐辅助技术非常重要。

⑤有关营养状态，有中度和高度营养不良风险的人合计有53%（图6-22）。

➡ •需要与营养科更加紧密合作进行应对。

•压疮的风险很高，床上和轮椅的坐姿要做到彻底减压，姿势管理也很重要。

•必须与全体人员分享肺炎的高风险，在床上用枕头调整高度和调整床的靠背和脚部角度的重要性，以及刷牙的重要性。

入住机构者的状况也在不断变化。了解问题所在是预防吸入性肺炎的措施。定期做好调查工作，把握问题并做出应对。

【参考文献】

[1] 小山珠美：摂食・嚥下障害患者に対する捕食から嚥下までの介助．摂食・嚥下リハビリテーションの介入Ⅱ直接訓練・食事介助・外科治療（日本摂食・嚥下リハビリテーション学会編），医歯薬出版，2011，pp73 － 83.

[2] 渡辺展江：施設での摂食・嚥下障害に対する作業療法士の役割．摂食・嚥下障害への作業療法アプローチ（東嶋美佐子編），医歯薬出版，2010，pp160 － 161.

[3] 渡辺展江：認知症の人に負担をかけない安全な食事介助．認知症介護 18（4）：21 － 29，2017

附　录

饮食的咨询机构和团体

在本书执笔完成之际，让我向在为预防吸入性肺炎而奋斗的工作人员，以及对吸入性肺炎感到不安、想获得日常摄食吞咽状态和吸入性肺炎指导和建议的患者和家属们介绍以下的咨询平台。

另外，除了这里介绍的平台，还有许多与吞咽有关的学术团体、职能团体、食品公司、制药公司等民间团体通力合作，为那些希望"享受人生从口中吃饭健康长寿"的人给予支持。

【1】摄食吞咽相关的医疗资源

厚生劳动科学研究委托费·长寿科学综合研究事业"关于高龄者摄食吞咽/营养的地域综合护理研究（平成27年度报告）"（业务负责人：东京医科齿科大学医齿学综合研究科副教授户原玄），制作了能够对应摄食吞咽问题的医疗资源地图，并在网络上公开发布。该研究汇总了各都道府县与摄食吞咽医疗相关的有注册资格的机构（图1）。

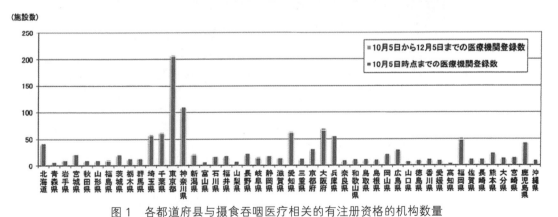

图1　各都道府县与摄食吞咽医疗相关的有注册资格的机构数量

[如何搜索所在地与吞咽医疗相关的有注册资格的机构]

①在互联网上搜索"吞咽相关医疗资源地图"。

↓

②点击上层医疗机构列表（图2）。

•在右侧的都道府县进行条件搜索 （图3）。

↓

③缩小检索范围的都道府县的医疗机构名称、地址和电话号码，以及记载了可否进行"访问、吞咽训练、吞咽内镜检查、吞咽造影检查"。

↓

④ ①之后，点击右下角的"摄食吞咽相关医疗资源地图"，在地图上搜索医疗机构（图2）。

【2】日本职业治疗师协会的专门职业治疗师

日本职业治疗师协会从 2009 年开始实施"专业职业治疗师制度"。2017 年末诞生了"福祉道具""认知障碍""手外科""特殊需要教育""高次脑功能障碍""摄食吞咽""精神病急性期""访问"和"癌症"等 9 个领域的专业职业治疗师。

专业职业治疗师是特定专业职业治疗领域中有高度职业治疗实践技能、应对疑难病例的能力、具有专业知识和技术开发研究能力的人。

截至 2018 年 1 月，日本职业治疗师协会已批准 6 人（福岛县、埼玉县、东京都、三重县、冈山县和长崎县各 1 人）为"摄食吞咽专业职业治疗师"。期待今后逐年还会有更多的摄食吞咽专业职业治疗师诞生。

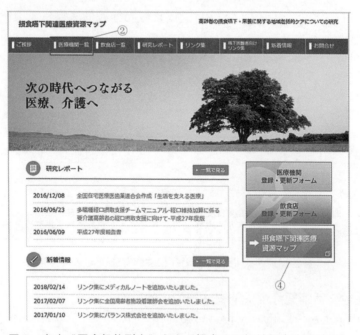

图 2　点击"医疗机构列表"点击"摄食吞咽相关医疗资源地图"

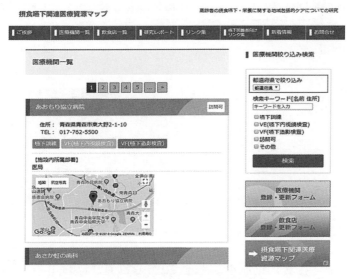

图 3　设定都道府县检索范围

　　想咨询摄食吞咽专业职业治疗师时，与各都道府县的职业治疗师协会联系，就能取得摄食吞咽专业职业治疗师的联系方式。

　　打开日本职业治疗师协会网站（www.jaot.or.jp），点击"相关链接"中的"都道府县职业治疗师协会"（图 4），即可获得各都道府县职业治疗师协会的链接（图 5）。

【3】日本摄食吞咽康复学会认证制度和吞咽咨询

　　日本摄食吞咽康复学会成立于 1994 年，2015 年会员超过 11000 人，是日本规模最大的与摄食吞咽相关的团体。

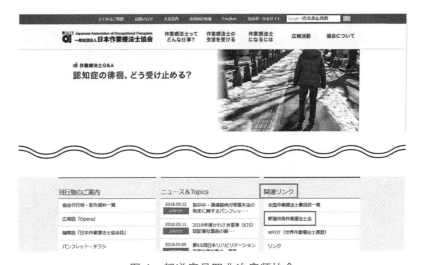

图 4　都道府县职业治疗师协会

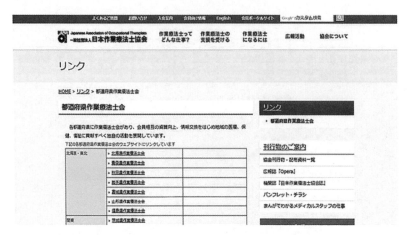

图 5　点击各都道府县职业治疗师协会

该学会设有摄食吞咽认证制度，截至 2016 年 9 月，全国共有 1896 名认证者，其中医生 213 人、牙医 503 人、营养师 58 人、护士 280 人、语言听觉师 643 人、物理治疗师 31 人、职业治疗师 33 人、牙科保健员 113 和其他 22 人。

此外，学会评议员所属的医疗机构，在学会的网站上介绍了希望向一般公众开放机构的咨询平台。如有与摄食吞咽相关的咨询，可在网站上搜索附近的医疗机构，了解更多信息。

【咨询平台的检索方法】

（1）检索"日本摄食吞咽康复学会"，点击"吞咽康复咨询平台"（图 6）。

（2）点击附近的医疗机构名称（图 7）。

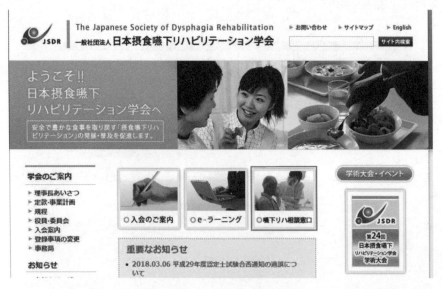

图 6　点击"吞咽康复咨询平台"

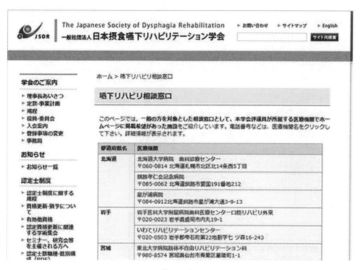

图 7　点击附近的医疗机构名称

【4】保健、医疗、福祉相关的各都道府县非营利组织及团体

[查找所在地与摄食吞咽相关的非营利组织活动]

①搜索"NPO 主页 / 内阁府"。

↓

②点击右侧的"NPO 法人信息门户"（图 8 ）。

↓

③点击右侧的"更详细条件进行搜索"（图 9 ）。

• 主要办公所在地，希望的都道府县。

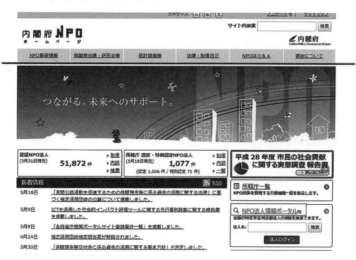

图 8　点击"NPO 法人信息门户"

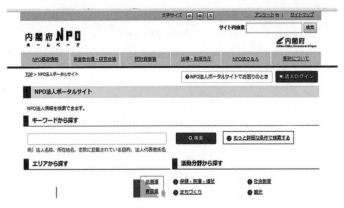

图 9　点击"更详细的条件搜索"

• 填写公司章程中记载的目的（目的示例：食物、吞咽、饮食等）（图 10）。
• 在活动领域选项的"健康、医疗、福利"打钩。

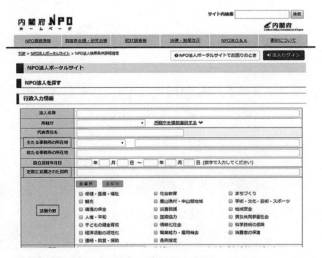

图 10　填写必要信息

【参考文献】

[1] 戸原玄：高齢者の摂食嚥下・栄養に関する地域包括的ケアについての研究（平成 27 年度報告書）. 2016.

[2] http://www.swallowing.link/（アクセス：2018 年 6 月 4 日）

[3] http://www.swallowing.link/hospitals（アクセス：2018 年 6 月 4 日）

[4] http://www.jaot.or.jp/（アクセス：2018 年 6 月 4 日）

[5] http://www.jaot.or.jp/link/todofuke.html（アクセス：2018 年 6 月 4 日）

[6] https://www.jsdr.or.jp/（アクセス：2018 年 7 月 4 日）

[7] https://www.jsdr.or.jp/consult/（アクセス：2018 年 7 月 4 日）

[8] https://www.npo-homepage.go.jp/（アクセス：2018 年 6 月 4 日）

[9] https://www.npo-homepage.go.jp/npoportal/（アクセス：2018 年 6 月 4 日）

[10] https://www.npo-homepage.go.jp/npoportal/search（アクセス：2018 年 6 月 4 日）